耳鼻咽喉科
常见病鉴别诊断与治疗

编著 刘 平 胡环宇 徐文雅 陈 珂
洪登日 宋玉红 王黎风

吉林科学技术出版社

图书在版编目（CIP）数据

耳鼻咽喉科常见病鉴别诊断与治疗 / 刘平等编著
. －长春：吉林科学技术出版社，2023.3
ISBN 978-7-5744-0346-8

Ⅰ.①耳… Ⅱ.①刘… Ⅲ.①耳鼻咽喉病－常见病－
诊疗 Ⅳ.①R76

中国国家版本馆CIP数据核字（2023）第071089号

耳鼻咽喉科常见病鉴别诊断与治疗

编　著	刘　平等
出 版 人	宛　霞
责任编辑	史明忠
封面设计	济南睿诚文化发展有限公司
制　版	济南睿诚文化发展有限公司
幅面尺寸	170mm×240mm
开　本	16
字　数	205 千字
印　张	11.875
印　数	1-1500 册
版　次	2023年3月第1版
印　次	2024年1月第1次印刷

出　版	吉林科学技术出版社
发　行	吉林科学技术出版社
地　址	长春市南关区福祉大路5788号出版大厦A座
邮　编	130118

发行部电话/传真　0431-81629529　81629530　81629531
　　　　　　　　　81629532　81629533　81629534
储运部电话　0431-86059116
编辑部电话　0431-81629510
印　刷　廊坊市印艺阁数字科技有限公司

书　号	ISBN 978-7-5744-0346-8
定　价	98.00 元

编委会

主　编

刘　平　胡环宇　徐文雅　陈　珂

洪登日　宋玉红　王黎风

副主编

冯俊杰　张晓艳　马英群　时　宁

周寅飞　李　涛　罗小邹

编　委（按姓氏笔画排序）

马英群（菏泽市第三人民医院）

王黎风（菏泽市牡丹人民医院）

冯俊杰（莘县中心医院）

刘　平（梁山县人民医院）

李　涛（利津县中医院/利津县第二人民医院）

时　宁（菏泽曹州医院）

宋玉红（山东省德州市中医院）

张晓艳（山东中医药大学附属医院）

陈　珂（微山县人民医院）

罗小邹（四川省宜宾市第一人民医院）

周寅飞（溧阳市人民医院）

胡环宇（滕州市中心人民医院）

洪登日（湖北省黄石爱康医院）

徐文雅（泗水县人民医院）

董晓波（栖霞市中医医院）

前言
FOREWORD

　　耳鼻咽喉科是研究耳鼻咽喉与气管、食管诸器官的解剖、生理和疾病现象的一门科学。其在解剖结构、生理功能和疾病的发生与发展方面有着相互紧密联系。近年来，随着现代医学的迅猛发展，新的诊疗技术方法及仪器设备不断涌现，推动了耳鼻咽喉科学的迅猛发展，更提高了耳鼻咽喉科疾病的治疗水平。作为新时代的耳鼻咽喉科医师，不仅要掌握最新的相关基础知识，而且要对目前最新的耳鼻咽喉科操作技术精确掌握，同时也应有临床诊断疾病和治疗疾病的能力；只有这样，才能满足人们越来越高的健康需求。因此，编者结合现行的耳鼻咽喉疾病治疗规范及国内外同行的临床经验，并结合国内外耳鼻咽喉科领域的新进展、新趋势，特编撰《耳鼻咽喉科常见病鉴别诊断与治疗》一书。

　　本书以耳鼻咽喉科为主线，对其常见病、多发病展开较为详细的论述。本书的目的在于指导耳鼻咽喉科医师开展临床工作，对常见病、多发病提出较为详细的诊疗策略，使其很快掌握如何组织和实施耳鼻喉科的临床诊断与治疗。在编撰过程中，将科学的临床思维、渊博的医学知识及丰富的临床经验融汇合一，深入浅出、力求实用，尽可能地满足广大基层耳鼻咽喉科医务人员的临床需要。

医学的发展是永无止境的,医学的认识更是不断深入的,由于本书贯穿了各位编者的个人认识、观点和临床体会,存在的不足与疏漏之处恳请各位读者指正,以便再版时进行修正。

《耳鼻咽喉科常见病鉴别诊断与治疗》编委会
2023 年 1 月

目录 CONTENTS

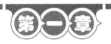

耳外伤性疾病

第一节　耳郭化脓性软骨膜炎

耳郭化脓性软骨膜炎是耳郭软骨膜和软骨的化脓性感染。耳郭感染化脓后,脓液积蓄在软骨膜与软骨之间,软骨因血液供应障碍而逐渐坏死,耳郭失去软骨支架及瘢痕挛缩致耳郭畸形(菜花耳)。

一、诊断

(一)病因

(1)耳郭外伤:多因裂伤、切割伤、钝挫伤、烧伤、冻伤、昆虫叮咬伤等继发感染,耳郭血肿、囊肿多次穿刺继发细菌感染。

(2)外耳道疖、耳郭及外耳道湿疹、接触性皮炎等继发细菌感染或感染扩散等。

(3)手术或针刺治疗等伤及耳郭软骨继发细菌感染,如中耳乳突手术做内耳或耳后切口伤及耳郭软骨;假性囊肿或血肿穿刺抽液时消毒不严;耳郭整形术后继发感染等。

致病菌:铜绿假单胞菌最为常见,其次是金黄色葡萄球菌和变形杆菌。

(二)临床表现

(1)耳郭在炎症初期红肿、增厚、灼热、剧烈疼痛;可伴有体温升高,全身不适。

(2)耳郭在中期化脓并脓肿形成,有波动感,可自行穿破,脓肿穿破后耳痛稍有缓解。

(3)后期软骨蚕食性坏死、失去支架、瘢痕挛缩,正常标志消失,形成耳郭萎缩畸形(菜花耳)。

(三)检查

脓液培养有铜绿假单胞菌或金黄色葡萄球菌、变形杆菌等。

(四)诊断依据

(1)耳郭有外伤,手术、耳针等继发感染史。

(2)耳郭发热、剧痛,体温上升,血中性粒细胞增多。

(3)耳郭红肿,触痛明显。脓肿形成有波动感。脓肿破溃,则形成脓瘘管。

(4)耳淋巴结肿大压痛。

(5)脓液培养致病菌多为铜绿假单胞菌或金黄色葡萄球菌。

(6)如感染不能控制,软骨坏死,耳郭瘢痕挛缩变形(菜花耳)。

二、治疗

(1)早期脓肿尚未形成时,应用大量敏感抗生素静脉滴注,积极控制感染(如头孢他啶1~2 g静脉滴注,每天2~3次;或马斯平1~2 g静脉滴注,每天2次;或西普乐100~200 mL静脉滴注,每天2次;或拜复乐0.2~0.4 g静脉滴注,每天1次;或头孢曲松1~2 g静脉滴注,每天1~2次等),或按细菌药物敏感试验选用抗生素全身应用。

(2)脓肿切开引流,彻底清除坏死软骨及肉芽组织,如已形成脓肿,宜在全麻下手术治疗。方法是沿耳轮内侧的舟状窝行半圆行切开,切口应超出红肿的皮肤,充分暴露脓腔,直至见到正常软骨,清除脓液,刮除肉芽组织,切除坏死软骨。若能保留耳轮软骨,可避免日后耳郭畸形,若保存部分软骨,可保留部分耳郭形态。但要彻底切除坏死软骨避免炎症不受控制,需再次手术。以灭菌生理盐水及敏感抗生素溶液反复冲洗术腔后,将皮肤复位,无菌包扎,适当加压,勿留有无效腔,不予缝合。术后每天用敏感抗生素冲洗术腔换药,至局部和全身症状消退后,将皮肤贴回创面,对位缝合。若局部仍继续红肿,多需再次手术。

(3)耳郭畸形:炎症彻底治愈,可行瘢痕松解、耳郭整形手术。

三、预防

耳郭外伤,应及时处理,彻底清创,预防感染。行耳针治疗、耳郭手术时,均应严密消毒,切勿伤及软骨。

第二节 耳 郭 外 伤

耳郭显露于头部,容易遭受各种损伤。多为机械性损伤,如挫伤、切割伤、撕裂伤。

一、耳郭挫伤

(一)临床表现

轻者仅表现为局部皮肤擦伤、肿胀、皮下有瘀斑。重者皮下及软骨膜下小血管破裂,血液聚集形成血肿,局部呈紫红色丘状隆起或圆形肿胀,但无急性炎症现象,触之柔软有波动感。小的血肿可有自行吸收,血肿机化有时可使耳郭局部增厚变形。血肿较大则因耳郭皮下组织少,血液循环差,难自行吸收。此外,耳郭软骨无内在营养血管,其营养主要来自软骨膜,如血肿导致大面积软骨膜与骨剥离,可引起软骨坏死,易继续感染造成耳郭畸形。

(二)治疗

血肿早期(24 小时内)可先用冰敷耳郭,减少血液继续渗出。如渗出较多,应在严格消毒下用粗针头抽出积血,予加压包扎。同时给予抗生素防止感染。

二、耳郭撕裂伤

(一)临床表现

常由利刃锐器切割或交通、工伤事故所造成。可伤及耳郭部分或全部。轻者仅为一裂口,重者可造成耳郭撕裂缺损,甚至全部断离,此种创伤还常伴有颌面、颅脑及其他部位的损伤。

(二)治疗

注意身体其他部位合并伤,特别是颅脑、胸、腹等,以免耽误重要器官损伤的诊治。在全身情况允许的条件下,争取尽早清创缝合。创面应彻底冲洗,严格消毒,注意清除异物。切割伤一般伤口整齐,可直接用小针细线缝合,缝合针距不要过密,缝线不可穿透软骨。撕裂、挤压伤伤口形状复杂,常伴有组织缺损,清创时应尽可能保留原有组织,无活力的组织及破碎软骨,应修整去除。缺损较少时,可将两侧拉拢缝合;缺损较大者应尽可能对位缝合,将畸形留作以后处理。

伤口缝合后,以消毒敷料轻松包扎,避免压迫,同时应用足量抗生素预防感染,24小时后换药观察伤口,如术后感染,应提前拆线引流。耳郭创伤一般可不放引流。

三、化脓性耳郭软骨膜炎

(一)病因

化脓性耳郭软骨膜炎多因耳外伤,手术伤或邻近组织感染扩散所致,铜绿假单胞菌为最多见的致病菌。感染化脓后,脓液积聚于软骨膜与软骨之间,软骨因血供障碍而逐渐坏死,终影响外貌及耳郭生理功能。本病如发生于中耳乳突手术,行耳内切口的多见,而却少见于耳后切口而主动切除部分耳甲腔软骨者,估计与术后选用抗生素有关。

(二)临床表现

先有耳郭灼热感及肿痛感,继而红肿加重,范围增大,疼痛剧烈,坐立不安。整个耳郭除耳垂外均可迅速波及,触痛明显。若有脓肿形成,触之有波动感。

(三)治疗

早期脓肿未形成时,应用大量对致病菌敏感的抗生素,以控制感染,用4%~5%醋酸铝液或鱼石脂软膏外涂促进局部炎症消退。脓肿形成后,宜在全身麻醉下沿耳轮内侧的舟状窝作弧形切开,充分暴露脓腔,清除脓液,刮除肉芽组织,切除坏死软骨。如能保存耳轮部位的软骨,可避免日后耳郭畸形,术中用敏感的抗生素溶液彻底冲洗术腔,将皮肤创面对位缝素,置放多层纱布,适当加压包扎。若坏死软骨已剔净,创口将无脓液流出,逐渐愈合。仍有脓肿者,多因病灶清除不充分,需再次手术。

第三节 鼓 膜 外 伤

一、病因

(一)直接外伤

如外耳道异物或取异物时的外伤、挖耳、冲洗外耳道耵聍时用力过猛,使用抽吸法取外耳道脏物时负压过低,矿渣溅入外耳道或误滴腐蚀剂等。颞骨骨折累及鼓膜者,也可引起鼓膜外伤穿孔。

(二)间接外伤

多发生于空气压力急剧改变之时,如炮震、爆炸、掌击耳部均可使鼓膜破裂。Casler(1989)进行实验研究发现,当鼓膜受到 2.25 kg/cm^2 的压力时,可使其破裂,在 6.75 kg/cm^2 的压力下,将使 50% 成人的鼓膜发乍穿孔。咽鼓管吹张或擤鼻时用力过猛、分娩时用力屏气、跳水时耳部先着水面也能使鼓膜受损破裂。

二、临床表现

(一)症状

1.出血

单纯鼓膜创伤一般出血不多,片刻即止,外耳道有或无鲜血流出。如并有外耳道皮肤裂伤或颞骨骨折、颅底骨折脑脊液漏,则血样液量较多。血液也可经咽鼓管流入鼻咽部而从口中吐出。

2.耳聋

耳聋程度与鼓膜破裂大小,有无并发听骨链损伤、有无并发内耳损伤等有关。直接外伤引起的单纯鼓膜破裂,听力损失较轻;间接外伤(如爆炸)常招致内耳受损而呈混合性聋,多因爆炸时的巨响使听觉分析器产生超限抑制所致,如迷路同时受震荡,则可发生严重耳聋。

3.耳鸣

程度不一,持续时间不一,偶伴短暂眩晕。

4.耳痛

各种原因引起的鼓膜破裂,伤时或伤后常感耳痛,但一般不剧烈。如并有外耳道皮肤损伤或感染,疼痛会较明显。

(二)检查

1.外耳道

耳镜检查发现外耳道或鼓膜上有血痂或瘀斑。有部分鼓膜外伤后的出血是直接流入中耳腔较多,而在外耳道未见血迹,因而需仔细检查,必要时可应用耳内镜检查。

2.鼓膜

穿孔大小、形态、有无并发污染等与造成损伤的原因很有关系。一般说来,鼓膜穿孔后短期内就诊,可见穿孔多呈裂孔状、三角形、类圆形和不规则形等。可见创伤特征性体征,即穿孔边缘锐利、卷曲、周边附有血痂或穿孔边缘鼓膜有表层下出血等(图1-1)。

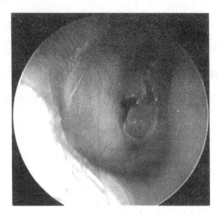

图1-1　外伤性鼓膜穿孔

(三)治疗

应用抗生素预防感染,外耳道乙醇擦拭消毒,耳道口放置消毒棉球,保持耳道内清洁干燥。预防上呼吸道感染,嘱患者勿用力擤鼻涕。如无继发感染,局部禁止滴入任何滴耳液。小的穿孔如无感染一般可自行愈合;较大穿孔可在显微镜下行无菌操作将翻入鼓室内的鼓膜残缘复位,表面贴无菌纸片可促进鼓膜愈合。穿孔不愈合者可择期行鼓膜修补术。

第四节　颞骨骨折

一、颞骨的解剖

颞骨位于头颅两侧,为颅骨底部和侧壁的一部分,其上方与顶骨,前方与蝶骨及颧骨,后方与枕骨相接,参与组成颅中窝和颅后窝,故与大脑、小脑紧密相邻。颞骨为一复合骨块,由鳞部、鼓部、乳突部、岩部和茎突所组成。外耳道骨部、中耳、内耳和内耳道均包含在颞骨内。

(一)鳞部

外面光滑略外凸(图1-2),有颞肌附着,内面为大脑面(图1-3)有大脑沟回的压迹与脑膜中动脉沟。颞线之下,有外耳道上棘,它向深部的投影,由浅而深依次可遇鼓窦、外半规管、后半规管和内淋巴囊。棘之后方为道上三角区,此处骨面有许多小血管穿过的小孔,故又称筛区。

(二)鼓部

鼓部位于鳞部之下,岩部之外,乳突部之前,前上方以鳞鼓裂和鳞部相连,后方以鼓乳裂和乳突部毗邻,内侧以岩鼓裂和岩部相连。岩鼓裂位于下颌窝中,在鼓室前壁,内有鼓索神经穿出,并有颌内动脉的鼓室支进入鼓室。

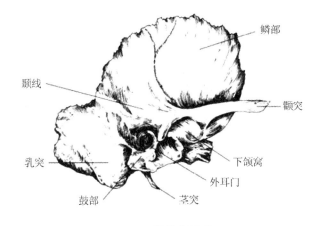

图 1-2　颞骨外面观

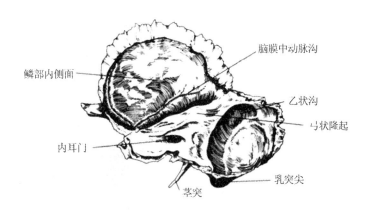

图 1-3　颞骨内面观

(三)乳突部

乳突部位于鳞部后下方,乳突尖内侧有一沟,名乳突切迹,二腹肌后腹附着于此;切迹的内侧有一浅沟,有枕动脉经过乳突。乳突内侧面为颅后窝的前下方,有一弯曲的深沟,称乙状沟,乙状窦位于其中。乳突气房发育良好者,乙状窦骨板较薄且位置偏后,其与外耳道后壁之间的距离较大;乳突气房发育较差者,则乙状窦骨质坚实,位置前移,其与外耳道后壁的距离较小,或甚为接近。后者在乳突手术时易损伤乙状窦而引起严重出血,妨碍手术进行;或可发生气栓,导致生命危险。

(四)岩部

岩部位于颅底,嵌于枕骨和蝶骨之间,内藏听觉和平衡器官。

二、纵行骨折

最多见,占颞骨骨折的70%~80%。暴力作用于颞顶区,骨折线多由骨性外耳道顶后部越过鳞部,撕裂鼓膜,横贯鼓室盖,沿鼓膜张肌管向内,抵达膝状神经节,或沿颈动脉管向前抵达棘孔,向着斜坡,严重者可从破裂孔经蝶骨底延至对侧。骨折经过处可引起砧骨长突、锤骨颈、镫骨足弓和底板发生骨折。又因鼓室盖骨折,脑膜和鼓膜破裂,可发生脑脊液耳漏(图1-4)。

(一)临床表现

(1)全身症状:颞骨骨折时常合并有不同程度的颅脑外伤(脑挫伤、脑水肿、颅内出血)等神经系统症状。

(2)出血:外耳道后上骨折,耳后软组织水肿、皮下淤血,鼓膜破裂和鼓室损伤者,血液自外耳道流出。

(3)听力下降:骨折与岩部长轴垂直,主要伤及中耳,极少伤及迷路,故听力下降较轻,多为传音性聋,偶有全聋,一般无耳鸣,若有以低频为主。

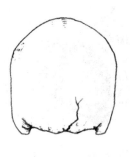
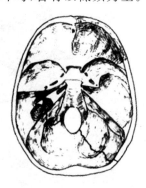

图1-4　纵行颞骨骨折

(4)脑脊液漏:外耳道和/或鼻孔流粉红色或清水样液体,如凝固后不呈痂状,提示存在脑脊液耳鼻漏可能。

(5)周围性面瘫:发生率较低,见于 20%～25% 的患者。一般损伤较轻,预后好。

(二)诊断

X 线颅底摄片不易发现纵形骨折,故 X 线片阴性不能排除骨折。一般说来,凡颅脑外伤合并有脑脊液耳漏者提示有岩骨骨折。CT 扫描则可反映颞骨骨折的走向,也可发现颅内血肿积气等。漏出液葡萄糖定量试验、核素扫描(ECT)可协助明确诊断。

(三)治疗原则

急性期多合并不同程度的颅内损伤,脑水肿和出血,应及早抢救,如扩创缝合、清除颅内血肿和异物、纠正休克,脱水,控制感染、纠正水电解质和酸碱平衡紊乱。所以早期处理耳部损伤并非关键,临床上常由神经外科先处理,耳鼻喉科的处理应在病情许可后再酌情处理并发症,如治疗脑脊液耳漏、面瘫和听觉障碍等。耳道出血或脑脊液漏一般禁用堵塞,忌擤鼻、喷嚏,也不宜进行腰穿。

三、横行骨折

较纵形者少见,占颞骨骨折的 15%～20%。暴力作用于枕乳部,骨折线由颅后窝伸向颅中窝,越过骨迷路呈多发性骨折(图 1-5)。常见的是从枕大孔、颈静脉孔、前庭、内听道,向前到达或接近破裂孔。可分为两类:①外骨折,经全段内听道、耳蜗到面神经管;②内骨折,横越内听道,损伤前庭、耳蜗和面神经。

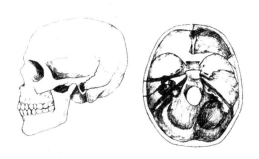

图 1-5 横形颞骨骨折

(一)临床表现

(1)全身症状(同纵行骨折)。

(2)出血:因骨折较少伤及鼓膜和外耳道软组织,外耳道很少出血,血鼓室常见积血多于 1～2 周内消退。

(3)听力下降:骨折易伤及内耳的前庭及内耳道,耳蜗和半规管也可累及,但较少伤及中耳,听力损失较严重,呈重度感音性聋;耳鸣严重,多为持续高频耳鸣。

(4)眩晕:有严重的眩晕和自发性眼震,症状可持续 2～3 周,后期前庭功能检查可表现为功能消失。

(5)面瘫:周围性面瘫可见于约 50% 的患者。多为面神经水平段至内耳道段直接损伤所致,常为永久性面瘫。

(6)脑脊液漏:脑脊液可经咽鼓管流入鼻腔。

(二)诊断和治疗原则

基本上同纵形骨折。

四、混合骨折

混合骨折更少见,约见于 5% 的患者,即多发性骨折,外耳、中耳、内耳均有损伤。

五、外伤性脑脊液耳漏

脑脊液通过颅骨外伤、缺损流入颞骨的气化空间,再经外耳道或咽鼓管流出体外者称为脑脊液耳漏。多见于颞骨骨折和手术后,先天性自发者少见。

(一)临床表现

间歇或持续性地经外耳道向外流脑脊液,如鼓膜或外耳道没有裂孔,脑脊液便可经鼓室、咽鼓管而流入鼻咽部或由鼻孔流出,则为脑脊液耳鼻漏。如脑脊液流出过多,可出现头痛和水电解质紊乱。由于逆行感染,可反复发生化脓性脑膜炎。为了与其他漏出液体相鉴别,可将收集的液体进行化验,检测糖和蛋白的含量。为确定漏孔位置,可行椎管内荧光造影,或用同位素进行扫描检查。

(二)治疗原则

早期患者应采用头高位或半坐位。颅脑外伤或迷路后手术并发者,应在药物控制感染下进行脱水治疗,观察 7～10 天,一般多能自愈。如保守治疗无效的应采用手术治疗。

颞骨骨折引起者,应在急性期过后,病情稳定后采用颞部进路开颅探查,首先将硬脑膜从颅中窝底分离向上,在岩锥表面及其前面寻找骨折线;裂隙小者可用小骨片或骨蜡封闭,裂隙大者用颞肌块充填,然后取颞肌筋膜覆盖在断裂面上,脑膜破裂者用丝线缝合。

迷路或迷路后进路手术引起者,应将乳突腔重新打开,找出漏孔进行修补。脑膜缺损较大无法修补时,可采用大块颞肌筋膜或大腿阔筋膜覆盖于脑膜和乳突腔骨面上,凿取附近的骨片覆盖在筋膜上。另外应堵塞鼓窦入口(鼓室未打开)或咽鼓管鼓口(鼓室已打开)。术后继续脱水和使用抗生素。

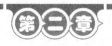

中耳炎性疾病

第一节　粘连性中耳炎

粘连性中耳炎是各种急、慢性中耳炎愈合不良引起的后遗症。其主要特征为中耳乳突内纤维组织增生或瘢痕形成,中耳传声结构的功能遭到破坏,导致传导性听力损失。本病多从儿童期开始起病,两耳同时受累者居多。可与分泌性中耳炎、慢性化脓性中耳炎、鼓室硬化等并存。

本病名称繁多,如慢性粘连性中耳炎、中耳粘连、纤维性中耳炎、增生性中耳炎、愈合性中耳炎、萎缩性中耳炎等。由于对本病缺乏统一的认识和诊断标准,有关发病率的报道也相差悬殊。国外报道,由本病引起的耳聋占耳聋的1.42%～30%。随着耳硬化症诊断率的提高,本病在耳聋中所占比率亦有所下降,估计不超过0.5%。此外,由于急性坏死型中耳炎发病率的降低,其后遗的粘连性中耳炎亦相应减少。

一、病因

(一)分泌性中耳炎

粘连性中耳炎患者过去大多患过分泌性中耳炎。在分泌性中耳炎,当中耳液体长期得不到引流,局部溶纤活性不足,鼓室及乳突气房内积存过久的液体可发生机化,或中耳内肉芽生成;中耳黏膜破坏后、纤维组织增生,形成粘连,其中胶耳更有形成粘连的倾向。有学者在为分泌性中耳炎患者作鼓膜切开术时发现,锤骨与鼓岬间已形成了粘连带,而其病史仅6周。

(二)化脓性中耳炎

无论急性或慢性化脓性中耳炎,若愈合不良,均可引起本病。据统计,约半数粘连性中耳炎患者曾有过耳痛和/或耳流脓的化脓性中耳炎病史。一般情况下,急性化脓性中耳炎如获及时而合理的治疗,局部引流通畅,随着炎症的消退,中耳黏膜可以恢复正常。但若炎性未得到治疗或因抗生素疗程过短,或机体抵抗力过低,或咽鼓管功能不良等因素,炎症未能彻底控制,特别是反复发作的急性化脓性中耳炎,黏膜破坏后不能完全修复,在破损的黏膜面则形成新的纤维组织。炎性渗出物中的纤维素沉积,可以加速粘连的形成过程。中耳的慢性化脓性感染过程中增生的肉芽组织更容易发生纤维化。

(三)咽鼓管功能不良,中耳膨胀不全

因中耳炎后遗病损和咽鼓管功能障碍引起的中耳膨胀不全可为弥漫性或局限性。若为弥漫性,则整个中耳腔缩窄;若为局限性,这种缩窄可发生于一个或数个解剖部位,如鼓膜的松弛部和/或紧张部的某一个或数个象限。中耳膨胀不全可轻可重,重者发展为中耳粘连,也是中耳胆脂瘤产生的因素之一。Sadé 等将中耳膨胀不全分为如下 4 期:①鼓膜内陷,但未与砧骨接触。②鼓膜内陷,已与砧骨接触。③内陷的鼓膜贴附于鼓岬上,但未粘连。④鼓膜与鼓岬粘连。

二、病理

本病的病理学特征:中耳乳突内黏膜破坏,有纤维组织及瘢痕增生;部分黏膜肥厚;有些含气空腔内充满致密的纤维组织条索;在鼓膜和听骨链之间、鼓膜和鼓室各壁之间或听骨链和鼓室壁之间有粘连带形成,鼓膜和听骨链的活动受到限制;重者,听骨链被纤维瘢痕组织包埋而固定,中耳腔被纤维组织充填,两窗可被封闭,中耳膨胀不全,鼓膜极度内陷。此外,在增生的纤维组织和肥厚的黏膜之间可以出现小的囊肿。这种囊肿的囊壁由无分泌性的扁平上皮细胞或立方上皮细胞所覆盖,囊液可为黏稠的嗜酸性液体,内含脱落上皮细胞和胆固醇结晶,称纤维囊性硬化。虽然本病有时亦可发生透明变性及钙质沉着,但是和鼓室硬化相反,此种病理变化不属于主要病变。

三、症状

(1)听力下降为本病的主要症状,一般为传导性聋。若因原发的中耳炎侵犯耳蜗,耳聋则为混合性。病变早期,听力可呈进行性下降,待形成永久性粘连后,耳聋稳定不变。韦氏误听少见。

(2)耳闭塞感或闷胀感常常是困扰患者的主要症状。

(3)耳鸣一般不重。

此外尚可有头晕,头痛,记忆力减退,精神抑郁等。

四、检查

(一)鼓膜象

鼓膜明显内陷,严重者可见鼓膜紧张部几乎全部与鼓室内壁粘连或部分与内壁粘连,如为后者,则鼓膜紧张部变得凸凹不平。此外,鼓膜可混浊、增厚,出现萎缩性瘢痕或钙化斑,松弛部常有内陷袋。以 Siegle 耳镜检查,示鼓膜活动度减弱或完全消失。有些鼓膜遗留陈旧性穿孔,穿孔边缘可与鼓室内壁粘连。

(二)听力检测

(1)音叉试验:大多示传导性聋。

(2)纯音听力图:气导听力曲线多为轻度上升型或平坦型,气导听力损失程度不一,一般不超过50 dB。骨导听阈基本正常,也可出现 Carhart 切迹,示听骨链固定。两窗因粘连而封闭或内耳受侵时,呈混合性聋。

(3)声导抗图为 B 型(平坦型)曲线,少数可出现 C 型或 As 型;声反射消失。

(三)咽鼓管功能测试

结果大多提示管腔有不同程度的狭窄,甚至完全阻塞;少数患者的通气功能尚佳。

(四)颞骨 CT 扫描

鼓室内可见网织状或细条索状阴影;听骨链可被软组织影包绕;乳突气化大多不良。

五、诊断

根据症状与检查,结合中耳炎病史,诊断多无困难。少数患者须行鼓室探查术方能明确诊断。本病应注意和耳硬化症相鉴别(表 2-1)。

表 2-1　粘连性中耳炎与耳硬化症鉴别要点

		粘连性中耳炎	耳硬化症
耳聋	性质	传导性聋	传导性聋
	开始时间	多从儿童期开始	15 岁以前出现者少见
	家族史	无	常有
	中耳炎病史	常有	无
	韦氏误听	罕见	常见
	鼓膜	内陷、增厚、浑浊,活动度减弱或消失	正常,可有 Schwartz 征
	鼓室导抗图	B 型(平坦型)	As 型(低峰型)

续表

	粘连性中耳炎	耳硬化症
盖莱试验	多为阳性	多为阴性
颞骨CT扫描	鼓室内有网织状或条索状软组织影,乳突气化不良	鼓室正常,乳突气化良好,内耳轮廓模糊,边缘增厚

六、治疗

(一)保守治疗

在粘连早期(即活动期),病变属可逆性时,可试行保守治疗,以减少粘连,尽可能恢复中耳传音结构的功能。

(1)鼓室注药法:经鼓膜穿刺,向鼓室内注入如1%糜蛋白酶(0.5～1 mL),或胰蛋白酶(5 mg),或地塞米松(5 mg)等药物,以抑制炎症,消除水肿,分解纤维蛋白,溶解黏稠的分泌物。药液可每1～2天注射1次,7次为1个疗程。

(2)置管法:对于由分泌性中耳炎引起的早期粘连,可作鼓膜切开术充分吸出中耳分泌物之后,通过鼓膜切口留置通气管,以利引流和中耳通气。

(3)鼓膜按摩术:用中指在外耳道口轻轻按捺,随捺随放,捺之数次。或将一段橡皮管套在鼓气耳镜的耳镜小口端上,然后一手将鼓气耳镜置入外耳道并固定,使之形成一密闭空腔,以另一手轻轻捏放橡皮球按摩鼓膜。注意:耳部急性炎症时不宜行此治疗;用鼓气耳镜按摩者用力不宜过大,以免损坏鼓膜。

(4)改善咽鼓管功能:可行导管法咽鼓管吹张术。用泼尼松龙1 mL经导管吹入咽鼓管咽口及其附近,早期常可取得较好的效果。对影响咽鼓管功能的疾病进行矫治,如腺样体切除术、鼻中隔矫正术及下鼻甲部分切除术等。

(二)手术疗法

国内外对粘连性中耳炎的手术治疗方法虽作了许多探索,但长期疗效尚不理想。手术目的是分离并切除粘连组织,清除分泌物,恢复中耳传音结构的功能,防止再度粘连,重建一个含气的中耳腔。如果鼓室黏膜已全遭破坏,整个鼓室内皆为坚实的纤维组织或瘢痕组织,或虽经处理,咽鼓管功能仍不能恢复者,手术效果不佳。

1.手术方法

(1)手术准备、体位、消毒等同鼓室成形术。

(2)麻醉:一般用局部麻醉。

(3)切口:外耳道内切口或 Shambaugh 耳内切口。

(4)手术步骤:上述切口完成后,分离外耳道皮瓣,直至鼓环处。将后半部鼓膜的纤维鼓环轻轻从鼓沟中挑出,连同皮瓣和后半部鼓膜一起,将其向外耳道前下方翻转,暴露鼓室,开放上鼓室。探查鼓室及听骨链。用微型剥离子对粘连组织逐步进行分离,切除。剪断锤骨头,扩大鼓室峡,开放中、上鼓室之间的通道。注意切除鼓膜与鼓室各壁之间、听骨链与鼓膜、听骨之间的粘连带,并尽可能避免撕裂鼓膜。对已萎缩变薄或明显松弛的鼓膜应加以切除,待以后修补。有学者认为,用软骨、软骨膜作为鼓膜修补的移植材料有利于防止再粘连。彻底吸除鼓室内的黏稠液体。两窗处的粘连组织尽可能用尖针轻轻剔除之。

术中应特别注意探查咽鼓管,清除鼓口的病变组织,咽鼓管明显狭窄时,可向咽鼓管内插入扩张管以扩张之,待次期手术时抽出。

最后,在鼓室内壁和鼓膜间放置隔离物(如硅橡胶片、明胶片、软骨片和 Teflon 等)以防再度粘连。6～12 个月后或数年后取出。根据目前的观察,术后仍可形成再粘连。即使目前使用最多的硅橡胶薄膜片在术后亦可形成再粘连。因此,术后近期虽然患者听力可获提高,但不少患者远期疗效并不理想。注意,术后 1 周须开始定期作咽鼓管吹张术。

当咽鼓管闭塞和/或鼓室内壁上皮化时,手术可分期进行:第一期作咽鼓管成形术,分离并清除鼓室内壁之鳞状上皮,分离粘连,植入隔离物,6～12 个月以后作次期手术。次期手术中取出隔离物,并重建听骨链,修补鼓膜。

2.并发症

(1)再度粘连,听力无提高或下降。由于目前作为防止粘连和纤维组织增生的隔离物的某些材料还不理想,如硅橡胶,Teflon,吸收性明胶海绵等,它们不能够在原位长期固定,从而使黏膜有充分的时间修复,中耳不再出现纤维化并获得正常通气功能的目的。例如,硅橡胶和 Teflon 置入中耳后,不仅不能被吸收,有些还可能被纤维组织包裹,导致中耳通气不良或从中耳脱出;吸收性明胶海绵可激发炎性反应而导致再粘连等。

(2)鼓膜穿孔。

(3)中耳感染,再度流脓。

(4)感音神经性聋。

(5)眩晕。

(6)面瘫。

(7)胆脂瘤形成。

(三)佩戴助听器

老年患者、双耳同时受累者、手术失败者、不宜手术者等可佩戴助听器。

七、预防

由于本病目前尚缺乏有效的治疗方法,故预防更为重要。

(1)对急性化脓性中耳炎宜早期应用足量、适当的抗生素治疗,力求彻底治愈。

(2)对儿童进行定期的听力学监测,以便及早发现分泌性中耳炎并进行适当治疗。

(3)积极治疗各种影响咽鼓管功能的疾病。

(4)加强卫生宣教,积极治疗各种化脓性及非化脓性中耳炎。

第二节　隐性中耳炎

隐性中耳炎又称潜伏性中耳炎、亚临床中耳炎或非典型中耳炎,是指鼓膜完整而中耳隐藏着明显的感染性炎性病变的中耳乳突炎。由于病变隐匿,临床常发生漏诊,甚至,待引起颅内外并发症时或死后方始发现。近年来,本病有增多的趋势,尤以小儿多见,值得关注。

一、病因

(1)急性化脓性中耳炎或乳突炎治疗不当,如剂量不足,疗程过短或菌种耐药。

(2)婴幼儿急性中耳炎因主诉少、鼓膜厚,易误诊而未获合理治疗,致病变迁延。

(3)中耳炎症后期,鼓室峡或鼓窦入口因黏膜肿胀、增厚或肉芽、息肉生成而阻塞,此时虽咽鼓管功能恢复,鼓室逐渐再充气,然乳突病变尚残存,且继续发展。

二、症状及体征

(1)本病无典型症状患者可诉耳部不适,轻微的耳痛或耳后疼痛,听力下降,或有低热、头痛等。

(2)部分患者近期(可在数月前)有过急性中耳炎、乳突炎病史。

(3)鼓膜完整,外观似正常。仔细观察时可发现松弛部充血,或鼓膜周边血管纹增多,或外耳道后上壁红肿,塌陷。

(4)乳突区皮肤无红肿,但可有轻压痛。

三、听力学检查

(一)纯音听力测试

传导性或混合性听力损失。

(二)鼓室导抗图

C 型或 B 型鼓室导抗图。

四、影像学检查

颞骨 CT 扫描对诊断有重要价值。可见乳突内有软组织影,可有房隔破坏,有时可见液、气面,鼓室内亦可有软组织影。

五、诊断

(1)婴幼儿不明原因发热时,宜仔细检查耳部,必要时作颞骨高分辨率 CT 扫描。

(2)成年人耳部不适,或轻微耳痛,或不明原因的传导性听力损失,鼓膜外观虽无特殊改变,也应警惕本病而作相关检查。

六、治疗

由于本病可引起感音神经性聋、迷路炎、脑膜炎等严重的颅内外并发症,即使在药物的控制下,病变仍可向周围发展,故一旦确诊,即应行乳突开放术,彻底根除病灶。

第三节　急性乳突炎

急性乳突炎是乳突气房黏膜及其骨壁的急性化脓性炎症。常见于儿童,多由急性化脓性中耳炎加重发展而来,故亦称为急性化脓性中耳乳突炎。

一、病因及病理

急性化脓性中耳炎时,若致病菌毒力强、机体抵抗力弱,或治疗处理不当等,中耳炎症侵入乳突,鼓窦入口黏膜肿胀,乳突内脓液引流不畅,蓄积于气房,形成急性化脓性乳突炎。急性乳突炎如未被控制,炎症继续发展可穿破乳突骨壁向颅内外发展,引起颅内、外并发症。

二、临床表现

(1)急性化脓性中耳炎鼓膜穿孔后耳痛不减轻,或一度减轻后又日渐加重;耳流脓增多,引流受阻时流脓突然减少及伴同侧颞区头痛等,应考虑有本病之可能。全身症状亦明显加重,如体温正常后又有发热,重者可达 40 ℃ 以上。儿童常伴消化道症状,如呕吐,腹泻等。

(2)乳突部皮肤轻度肿胀,耳后沟红肿压痛,耳郭耸向前外方。鼓窦外侧壁及乳突尖有明显压痛。

(3)骨性外耳道内段后上壁红肿、塌陷(塌陷征)。鼓膜充血、松弛部膨出。一般鼓膜穿孔较小,穿孔处有脓液波动,脓量较多。

(4)乳突 X 线片早期表现为乳突气房模糊,脓腔形成后房隔不清,融合为一透亮区。CT 扫描中耳乳突腔密度增高,均匀一致。

(5)白细胞增多,中性粒细胞增加。

三、鉴别诊断

应注意和外耳道疖鉴别。后者无急性化脓性中耳炎病史,而有掏耳等外耳道外伤史,全身症状轻。外耳道疖位于外耳道口后壁时,有明显的耳郭牵拉痛。虽也可有耳后沟肿胀,但无乳突区压痛。检查鼓膜正常,可见疖肿或疖肿破溃口。亦应和耳郭或耳道先天瘘管感染相鉴别。

四、治疗

早期,全身及局部治疗同急性化脓性中耳炎。应及早应用足量抗生素类药物,改善局部引流,炎症可能得到控制而逐渐痊愈。若引流不畅,感染未能控制,或出现可疑并发症时,如耳源性面瘫、脑膜炎等,应立即行乳突切开术。

第四节 鼓 室 硬 化

鼓室硬化是指中耳经历了长期的慢性炎症后,在愈合过程中所遗留的中耳结缔组织退行性变。本病是引起传导性聋的重要原因之一。其主要的病理变化为中耳黏膜下层及鼓膜固有层中出现透明变性和钙质沉着。

本病由 Von Triltsch 1877 年首先描述,1955 年 Zoell ner 提议,将这种病变列为一种单独的疾病,并详细描写了其临床症状,命名为 tympanosclerosis。我国过去的各种专业书刊中均称此病为"鼓室硬化症",按全国自然科学名词审定委员会公布的医学名词统称为"鼓室硬化"。

随着鼓室成形术的广泛开展和手术显微镜的普遍应用,本病逐渐被耳科医师所认识,并受到重视。关于鼓室硬化的发病率各家报道不一,国外报道为 9%～38%,国内为 3.7%～11.7%。儿童及成人均可发病,但 10～30 岁发病率较高。女性较男性患病者稍多。

一、病因与病理

一般认为,鼓室硬化是中耳长期慢性炎症(包括化脓性和非化脓性炎症)或急性感染反复发作的结果。Kinney(1978)在为 1 495 例慢性中耳炎及其后遗症所作的手术中发现,其中的 20%具有鼓室硬化病变。反复发作的急性中耳炎容易发生本病。据统计,慢性分泌性中耳炎患者作置管术后 6～8 年后鼓室硬化的发病率为 19.7%(Hussel 和 Moller,1980)。而 Tos 和 Stangerup(1989)报道,置管术后,本病的发病率竟高达 59%,鼓膜切开术后者仅 13%。Magat 等(1993)报道 1 274 名接受鼓室置管术后有 23.6%患者发生本病。而 Skinner 等(1988)对双侧分泌性中耳炎所作的对照观察却发现,虽然 5 年后置管耳并发鼓室硬化者明显大于对侧耳,但 15 年后,非置管耳亦发生了鼓室硬化。Stenstrom 等(1995)发现,原有鼓室硬化、鼓膜瘢痕的 12 例儿童在 6 年后的随访中,有 1/3 鼓膜变为正常。有学者的记录也有类似印象。其他引起本病的原因尚有自身免疫和外伤学说。

鼓室硬化在组织学上表现为中耳黏膜上皮下结缔组织内和鼓膜固有层(包括黏膜下结缔组织层,上皮下结缔组织层,外放射状胶原纤维层和内环状胶原纤维层)中结缔组织的透明变性,或称玻璃样变性;多数伴有钙沉着,少数可发生新骨形成。本病的发病机制不明。结缔组织退行性变可能因炎症或细菌感染所致,单纯的咽鼓管阻塞很少会引起硬化病变。本病包括医源性在内的外伤所引起的自身免疫性损害可能亦有一定关系。中耳结缔组织因上述原因受破坏后,胶原纤维发生退行性变,增厚的胶原纤维融合,细胞成分和毛细血管消失,形成均匀一致的如葱头皮样结构的白色斑块-硬化病灶。同时,散布于细胞之间和细胞内的钙质和磷酸盐结晶沉着于组织内。中耳黏膜下方的骨质一般正常,但亦可因供血不良而发生坏死,仅保存其外面的构架。如感染复发,硬化的斑块可从黏膜下脱出,游离于鼓室内。

病变不仅侵犯中耳黏膜及鼓膜,位于鼓室内的韧带、肌腱亦可硬化、骨化,如前庭窗的环状韧带,附着于听骨的韧带,镫骨肌肌腱等。听骨链可被硬化病灶包绕,甚至包埋。病变一般多见于上鼓室,前庭窗区和听骨周围。较少侵及下鼓室、蜗窗及咽鼓管鼓口,该处仅当病变甚为广泛时方始受累。由于硬化组织多围绕听骨链,堵塞前庭窗或致听骨肌肌腱硬化,少数尚可因血运障碍而致听骨链中断,故可严重影响中耳传音结构,而鼓膜上的小硬化斑对听力的影响一般不甚明显。

Harris(1961)将本病病变分为两种类型。

(1)病变只在黏膜或黏骨膜内进行,黏膜的上皮层、骨膜和骨组织未遭破坏,称硬化性黏膜炎或硬化性黏骨膜炎。这种硬化组织容易被剥除,而遗留完整的骨膜或骨面。此型较多见。

(2)病变不仅侵犯黏骨膜,而且骨质表层亦受侵,称为破骨性黏骨膜炎。此种硬化组织较难剥除,易损伤周围组织,故须特别细致。此型少见。

Gibb(1974)按鼓膜是否完整,将本病分为开放型和闭合型两种。白秦生将本病分为锤砧固定型,单纯镫骨固定型和混合固定型3种。方跃云等(1990)则分为上鼓室型,前庭窗型和全鼓室型3种类型。

二、症状

(1)进行性听力减退:双侧发病者较多。病史大多较长,达数年、十余年或数十年不等,但个别亦仅有半年或1年余者。

(2)耳鸣:一般不重。

(3)有些患者可无明显症状,仅在手术中发现。

三、检查

(一)鼓膜象

鼓膜大多有中央性穿孔,大小不等;鼓室内一般均干燥。少数有边缘性穿孔,有脓、肉芽或胆脂瘤。有些鼓膜则完整无缺。在完整的或残留的鼓膜上,可见程度不等的混浊,增厚,或有萎缩性瘢痕,并有大小不等、形状不一的钙斑。

(二)听力检查

纯音听力曲线呈传导性或混合性耳聋,语频区气导损失为 35～65 dB,气、骨导差距较大,多在 35～55 dB。影响听力的鼓膜钙斑可使鼓膜或听骨链同时也变得僵硬,故低频听力首先下降,另一方面,硬化组织又可使中耳质量增加,致使高频听力亦受损,故气导听力曲线多呈平坦型。鼓膜上的萎缩性瘢痕虽可降低质量,减少鼓膜的有效振动面积,但其影响范围极小,不损害对蜗窗的保护功能。鼓膜穿孔贴补试验示听力无提高。

声导抗测试:鼓膜完整者可做声导抗测试,声导抗图为 B 型或 As 型;声反射消失。

(三)咽鼓管功能试验

咽鼓管通气功能大多良好。

(四)颞骨 CT 扫描

乳突多为板障型或硬化型。鼓室及听骨周围可见斑块状阴影,硬化组织可延及鼓窦入口和鼓窦,骨质无破坏。

四、诊断及鉴别诊断

遇有下列情况者,应疑及本病。

(1)缓慢进行性传导性或混合性耳聋。

(2)过去有耳内慢性流脓史,或反复发作的急性中耳炎病史;或有慢性分泌性中耳炎病史,曾接受或未曾接受过置管术。

(3)鼓膜完整或有干性穿孔;鼓膜混浊,增厚,有钙斑或萎缩性瘢痕。

(4)气导听力损失程度与穿孔大小不一致。

(5)穿孔贴补试验阴性。

颞骨 CT 扫描可协助诊断。而本病的确诊则有待于手术探查及病检结果。本病须与耳硬化症,粘连性中耳炎相鉴别。

五、治疗

(一)手术治疗

手术是目前主要的治疗措施。凡疑及本病者,可作鼓室探查术。手术的目的是清除影响听力的硬化组织,恢复或重建传音结构,以增进听力。

手术方法:一般采用局部麻醉。取 Shambaugh 切口,暴露中、下鼓室,必要时磨(凿)去上鼓室外侧骨壁,暴露上鼓室。在手术显微镜下探查全部鼓室、两窗和听骨链。

(1)对硬化组织的处理:手术显微镜下,硬化灶为隆起的致密斑块,灰白色,表面光滑,有光泽,触之如软骨。斑块有如葱头,用直角针或微型剥离器可一层一层地将其剥离,不易出血。硬化组织剥去后,大多可露出光滑的骨面;有时深层可见骨化组织或钙化斑。在剥离硬化组织时注意:①剥离时动作宜轻巧,忌施暴力。特别是在清理听骨链周围的病变时,须避免由于手术操作而引起的内耳损伤。②对传音结构无明显影响的硬化组织可加以保留,以免创面过大,导致粘连。

(2)听骨链重建:硬化组织清除后,可根据听骨链的存留情况及其活动度,按鼓室成形术的基本原则进行处理。听骨链完整,且活动度基本正常者,仅作Ⅰ型鼓室成形术。锤砧关节固定,而镫骨活动正常者,可在关节松动后,于锤、砧骨间放置硅橡胶薄膜或 Teflon 薄片隔离之。关节虽已松动,然锤骨前韧带硬化或骨化,锤骨头仍固定者,可在游离并取出砧骨后,剪断锤骨颈,取出锤骨头,用自体或异体砧骨或人工陶瓷赝复物桥接镫骨头和锤骨柄。砧镫关节断离,而锤骨正常者,亦可作锤镫骨桥接。听骨链重建中的关键步骤应属对镫骨的处理。对引起镫骨固定的、足板周围的硬化组织,须特别小心谨慎地加以剔除。硬化组织清除后,镫骨活动恢复正常者,作Ⅰ型鼓室成形术。镫骨仍固定者,如鼓膜同时存在穿孔,须先作鼓膜成形术,待次期作镫骨手术。次期手术一般于 6 个月以后施行,对固定的镫骨作足板切除或开窗术;足板太厚者,作足板钻孔术。并根据砧骨和锤骨的情况,以自体或异体材料重建听骨链。如镫骨周围存在广泛的硬化组织,清理十分困难;或足板过厚,勉强钻孔可能损伤内耳;或全鼓室受硬化组织大面积侵犯,暴露听骨链困难时,宜作半规管开窗术。

(3)对鼓膜中硬化灶的处理:无论鼓膜完整与否,对鼓膜中的硬化斑一般可不予处理。位于鼓环或锤骨柄周围而影响鼓膜活动的硬化斑,可切除相应部位的鼓膜表皮层,然后取出之。

(二)佩戴助听器

因各种原因而不能手术者,可佩戴助听器。

第五节　中耳胆脂瘤

由 Crureilhier 于 1829 年描述为早期肿瘤的胆脂瘤并非真性肿瘤,而是一种囊性结构,囊的内壁为复层鳞状上皮,囊外以一层厚薄不一的纤维组织与邻近的骨壁或组织紧密相连。囊内除充满脱落上皮及角化物质外,尚可含胆固醇结晶,故称之为胆脂瘤。后来由于在胆脂瘤内并未经常找到胆固醇结晶,所以又有表皮病或角化病之称。由于胆脂瘤具有破坏周围骨质的特点,中耳胆脂瘤可以引起严重的颅内外并发症,值得重视。中耳胆脂瘤可以伴有或不伴有化脓性炎症,过去曾将其列为慢性化脓性中耳炎的一个特殊类型。当前,则将伴有中耳化脓性炎症者称为"伴胆脂瘤的慢性化脓性中耳炎",前述慢性化脓性中耳炎又称"不伴胆脂瘤的慢性中耳炎"。

一、分类

颞骨内的胆脂瘤可分为先天性和后天性两大类。

(一)先天性胆脂瘤

先天性胆脂瘤为胚胎期的外胚层组织遗留于颅骨中发展而成。发生于颞骨岩部者,可侵入迷路周围、迷路、中耳或颅内。由于此种外胚层组织的无菌性,故可在颞骨内长期发展而不被察觉。其首发症状多为面瘫,听功能及前庭功能检查中可发现耳蜗及前庭功能受损。位于鼓室的先天性胆脂瘤罕见,其主要表现为鼓膜后方出现白色团块影,但鼓膜完整,无内陷袋及可疑的穿孔痕迹,过去无中耳炎病史。中耳的先天性胆脂瘤须与后天性胆脂瘤仔细鉴别,因为上皮团块亦可在过去的穿孔中移入鼓室,或通过内陷袋进入鼓室,日后穿孔或袋口封闭,而误诊为先天性。但是 Michaels(1986)发现,在胚胎发育期前鼓室内常有小的角化上皮区。

(二)后天性胆脂瘤

一般将其分为后天原发性胆脂瘤和后天继发性胆脂瘤两种。

1.后天原发性胆脂瘤

后天原发性胆脂瘤此型患者无化脓性中耳炎病史,过去可能有分泌性中耳炎病史。起病隐匿,穿孔位于鼓膜松弛部或紧张部后上方。其病因可能与咽鼓管阻塞,鼓膜内陷袋形成有关(见袋状内陷学说)。以后可因继发感染而出现化脓性炎症。

2.后天继发性胆脂瘤

后天继发性胆脂瘤继发于慢性化脓性中耳炎,鼓膜大穿孔或边缘性穿孔,复层鳞状上皮从穿孔边缘向后鼓室或上鼓室、鼓窦生长,形成胆脂瘤(见上皮移行学说)。鼓膜外伤或鼓膜相关手术中(如鼓膜切开、置管等)造成鳞状上皮种植,也可继发中耳胆脂瘤。外耳道胆脂瘤侵入中耳后,亦为后天性继发性胆脂瘤。

二、发病机制

胆脂瘤形成的确切机制尚不完全清楚,主要学说有以下几种。

(一)袋状内陷学说或袋状内陷并细胞增殖学说

该学说认为,由于咽鼓管功能不良和中耳炎遗留的黏膜水肿、肉芽、粘连等病变,中耳长期处于负压状态,导致中耳膨胀不全,而中、上鼓室之间被锤骨、砧骨及其周围的韧带、肌腱、黏膜皱襞等所组成的鼓室隔所分割,其间仅有鼓前峡和鼓后峡两个小孔相通。当该处的黏膜皱襞、韧带等出现肿胀、增厚甚至肉芽或粘连等病变时,鼓前、后峡可部分或完全闭锁。如乳突气房发育良好,此时乳突和上鼓室尚可经鼓室后壁的气房交换气体;否则上鼓室、鼓窦及乳突腔与中、下鼓室、咽鼓管之间就形成两个互不相通或不完全相通的空腔系统。受上鼓室长期高负压的影响,鼓膜松弛部或紧张部后上方向内凹陷,局部逐渐形成内陷囊袋,由于松弛部纤维成分少,更易向内移位、陷入。Tos于1981年提出了内陷袋并细胞增殖学说,认为大多数内陷袋并不一定发展为胆脂瘤。如果内陷袋后方的上鼓室内有炎性组织或粘连,内陷囊袋会不断加深,同时受囊袋底部或上皮下结缔组织炎的刺激,囊内的角化上皮增生,上皮屑(主要为角蛋白)出现堆积,加之外耳道上皮受慢性炎症或耵聍阻塞的影响,丧失了自洁能力,囊内的上皮屑排出受阻;如果局部环境潮湿或合并感染,上皮屑的排出进一步受阻,囊袋不断膨胀扩大,周围骨质遭到破坏,终于形成胆脂瘤。Tos和Sudhoff(2000)总结胆脂瘤形成有4个期:①内陷袋形成。②角质上皮增生。③内陷袋膨胀。④骨质破坏。

(二)上皮移行学说

急性坏死型中耳炎形成鼓膜大穿孔或后方边缘性穿孔,鼓沟骨质裸露,外耳道皮肤越过骨面向鼓室内生长,深达上鼓室或鼓窦区,其脱落的上皮及角化物质堆积于该处而不能自洁,逐渐堆积,聚集成团,形成胆脂瘤。

(三)鳞状上皮化生学说

所谓鳞状上皮化生是指正常的黏膜上皮被角化性鳞状上皮所取代,但脱落的角化物质一般不堆积。1873 年 Wendt 首先提出中耳的扁平和立方上皮能化生为角化性鳞状上皮这一学说,以后得到了 Sadé(1971,1979)的支持并指出,上皮细胞是多功能的,感染和炎症是刺激黏膜发生上皮化生的原因。Sadé 在中耳炎患儿的中耳活组织标本中找到了岛状的角化上皮区。该学说得到了部分实验的证实。如化生的角化性鳞状上皮伸入鼓窦或鼓室,脱落的角化物质发生堆积,可形成胆脂瘤。

(四)基底细胞增殖学说

Lange(1925)提出,鼓膜松弛部的上皮细胞能通过增殖形成上皮小柱,破坏基底膜,而伸入上皮下组织,在此基础上产生胆脂瘤。Lim(1977)和 Chole(1984)证实了人和动物的胆脂瘤中基底膜确已破坏、中断,因此,上皮小柱可经此伸入上皮下结缔组织中,形成微小胆脂瘤。

此外,在鼓膜成形术中,如位于移植物下方的鼓膜表皮层(外植法)或锤骨柄后面的上皮层(内植法)未完全撕脱,刮净,日后移植物下方可形成胆脂瘤,此种胆脂瘤属医源性。

三、病理

无论原发性或继发性胆脂瘤,均可破坏周围的骨质,并向周围不断膨胀、扩大,这种破坏骨质的确切机制尚未阐明。早期有机械压迫学说。以后认为基质及基质下方的炎性肉芽组织所产生的多种酶(如溶酶体酶、胶原酶、酸性磷酸酶等)、前列腺素和某些细胞因子(肿瘤坏死因子、某些淋巴因子)的作用,致使周围的骨质锐钙,破骨细胞增生活跃,骨壁破坏,胆脂瘤不断向周围扩大。此外,胆脂瘤还可能合并骨炎,伴有肉芽生长或胆固醇肉芽肿等。但至今关于本病产生骨质破坏的原因尚在研究中。

胆脂瘤的发展一方面可在某种程度上在一定的时间内受到鼓室间隔和黏膜皱襞等自然屏障的局限,另一方面,其发展还与周围骨质的气化程度有关。在硬化型乳突,胆脂瘤可逐层向窄缝里延续发展;而在气化型乳突,尤其是在儿童,胆脂瘤可无规律地向周围气房伸展,甚至有些小气房中的胆脂瘤与主要的胆脂瘤团块间无直接连续,如不注意,手术中容易发生残留。无论从松弛部或鼓膜紧张部后上方内陷袋发展而来的胆脂瘤,均可侵犯中耳的各个腔隙。例如,由松弛部内陷袋发展而来的胆脂瘤起初可局限在位于锤骨颈和鼓膜松弛部之间的鼓膜上隐窝,在未破坏听小骨前,可在听骨、黏膜皱襞和韧带间穿行发展,经砧骨上或砧骨下隐窝向前至上鼓室前隐窝,向后达鼓窦或鼓室窦,并逐渐破坏听小骨。从鼓膜紧张部内陷袋发展而来的胆脂瘤可首先破坏砧骨长脚及镫骨上结构,足板一般不受破坏,而入侵鼓室后部;亦可经锤骨颈下方进入上鼓室或沿砧骨体下方向鼓窦区发展。胆脂瘤从上鼓室可向前伸入咽鼓管上隐窝,颧根,膝神经节和咽鼓管开口,个别甚至进入咽鼓管内;向后发展则进入鼓窦入口,鼓窦及乳突腔,并可破坏其中的骨壁。有时胆脂瘤侵占鼓窦入口的前段后即与周围骨壁粘连,或因肉芽组织堵塞,转而向下向前侵蚀外半规管及面神经管,特别是在硬化型骨质时如此。由于鼓沟外缘的遮掩,胆脂瘤包囊可隐藏于后鼓室内,侵袭面隐窝,进入鼓室窦。个别情况下,胆脂瘤包囊可藏匿于鼓膜紧张部的后方,但是它一般不侵犯鼓膜的纤维层。有学者曾见 3 例这种病变中有 1 例纤维层遭破坏。从中鼓室内壁鳞状上皮化生向上延伸发展而来的胆脂瘤,听骨链一般均遭破坏而荡然无存。

由于胆脂瘤包囊内充满了脱落上皮屑,容易反复发生感染,特别是厌氧菌的感染。致病菌中最常见的是铜绿假单胞菌和类杆菌属。如囊壁的上皮组织因感染而发生破溃,其下方的骨质出现坏死,其骨面有肉芽组织生长。但它是在胆脂瘤的基础上发生的,属继发性,与前述慢性化脓性中耳炎不同。

四、症状

(一)不伴感染的胆脂瘤

不伴感染的胆脂瘤早期可无任何症状。

(二)听力下降

听力下降可能是不伴感染的胆脂瘤患者唯一的主诉。早期多为传导性聋,程度轻重不等。上鼓室内小的胆脂瘤,听力可基本正常。即使听骨部分遭到破坏,但因胆脂瘤可作为听骨间的传声桥梁,听力损失也可不太严重。病变波及耳蜗时,耳聋呈混合性。严重者可为全聋。

(三)耳溢液

不伴感染的中耳胆脂瘤可无耳溢液。伴慢性化脓性中耳炎者可有耳流脓,且持续不停,脓量多少不等。脓液常有特殊的恶臭。伴有肉芽者,脓内可带血。

(四)耳鸣

耳鸣多因耳蜗受累之故。

五、检查

(一)耳镜检查

早期出现内陷袋时,其外貌可似穿孔,此时,耳内镜检查可辨真伪。耳镜下典型的胆脂瘤为鼓膜松弛部或紧张部后上方边缘性穿孔,从穿孔处可见鼓室内有灰白色鳞片状或豆渣样无定形物质,多不易取尽,恶臭。有时尚可见上鼓室外壁骨质破坏,或在穿孔周围有红色肉芽或息肉组织(鼓膜像)。松弛部穿孔的大小一般与胆脂瘤的侵犯面积无关。若为紧张部大穿孔,鼓室内壁黏膜可化生为表面光滑而反光甚强的鳞状上皮,此时如锤骨柄及短突粘连于上皮下,可误认为紧张部尚残留大片鼓膜。松弛部存在小穿孔时,鼓膜紧张部可完全正常,特别当穿孔被痂皮覆盖时,初学者不识,不除痂深究,可认为鼓膜完全正常而将胆脂瘤漏诊。因此,检查鼓膜时必须做到:①使患者的头部尽量偏向对侧并向各方向转动,务必看到鼓膜的每个象限。②凡有痂皮覆盖鼓膜,特别是松弛部和紧张部后上方的痂皮,一定要清除后再仔细观察。③对可疑的穿孔用探针轻轻探查;或用耳内镜可助确诊。晚期外耳道后上骨壁破坏,软组织塌陷。

(二)听力检查

听力可基本正常,或为传导性听力损失,也可为混合性听力损失,甚至感音神经性聋。

儿童胆脂瘤多为气化型乳突,咽鼓管功能不良,胆脂瘤包囊周围常伴有明显的炎症,酶的活性较高,加之儿童免疫功能不稳定,因此较成人具有更强的侵袭性,其发展一般较快。但儿童胆脂瘤症状多不明显,因此,仔细的耳镜检查,特别是耳显微镜检查对早期诊断甚为重要。

(三)影像学检查

乳突 X 线片上,较大的胆脂瘤可表现为典型的骨质破坏空腔,其边缘大多浓密、整齐。但对小胆脂瘤的诊断常受到限制。近年来随着颞骨高分辨率 CT 扫描的临床应用,各类慢性化脓性中耳炎的诊断符合率有了明显的提高。但其对某些仅局限于面隐窝或鼓室窦的小胆脂瘤亦可漏诊。因此,医者必须将临床检查及影像学检查两个结果综合分析,不可只参考一种(CT 图)。

六、鉴别诊断

应与不伴胆脂瘤的慢性化脓性中耳炎鉴别(表 2-2)。

表 2-2 慢性化脓性中耳炎与中耳胆脂瘤鉴别诊断表

	单纯型慢性化脓性中耳炎	伴骨疡的慢性化脓性中耳炎	中耳胆脂瘤
耳溢液	多为间歇性	持续性	不伴感染者不流脓,伴感染者持续流脓
分泌物性质	黏液脓,无臭	脓性或黏液脓性,间混血丝或出血,味臭	脓性或黏液脓性,可含"豆渣样物",奇臭
听力	一般为轻度传导性听力损失	听力损失较重,为传导性,或为混合性	听力损失可轻可重,为传导性或混合性
鼓膜及鼓室	紧张部中央性穿孔	紧张部大穿孔或边缘性穿孔,鼓室中央有肉芽	松弛部穿孔或紧张部后上边缘性穿孔,少数为大穿孔,鼓室内有灰白色鳞片状或无定形物质,亦可伴有肉芽
颞骨 CT	正常	鼓室、鼓窦或乳突内有软组织影或骨质破坏	骨质破坏,边缘浓密,整齐
并发症	一般无	可有	常有

七、治疗

治疗原则为根除病变组织,预防并发症,重建中耳传音结构。

(一)手术治疗

手术目的:①彻底清除病变组织,包括鼓室、鼓窦及乳突腔内所有的胆脂瘤、肉芽、息肉及病变的骨质和黏膜等。②保存原有的听力或增进听力。因此,术中要尽可能保留健康的组织,特别是与传音功能有密切关系的中耳结构,如听小骨、残余鼓膜、咽鼓管及鼓室黏膜,乃至完整的外耳道及鼓沟等,并在此基础上重建传音结构。③尽可能求得一干耳。

具体的术式有:①上鼓室开放术。②关闭式手术。③开放式手术,或称改良乳突根治术。④乳突根治术。

术式的选择应根据病变范围、咽鼓管功能状况、听力受损类型及程度、有无并发症、乳突发育情况以及术者的手术技能等条件综合考虑决定。

(二)病灶冲洗

遇有以下情况时,可采用冲洗法清除胆脂瘤:由于全身健康状况而禁忌手术;患者拒绝手术;对侧耳全聋,患耳是唯一的功能耳,术者不具备术中保存或提高听力的条件;而且胆脂瘤与外耳道间有足够的通道,以供冲洗;患者可随诊观察。

八、预防

(1)同急性化脓性中耳炎的预防。

(2)彻底治疗急性化脓性中耳炎,降低慢性化脓性中耳炎的发病率。

(3)积极治疗上呼吸道的慢性疾病。

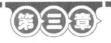

内耳疾病

第一节 先天性聋

先天性聋是出生时就已存在的听力障碍。

一、临床分类

(一)按有无畸形分类

1.伴先天性耳畸形的先天性聋

(1)先天性外耳道闭锁:第一鳃沟发育障碍所致,常伴先天性耳郭畸形及中耳畸形,可因家族遗传或母体妊娠时感染及用药不当导致。

(2)先天性中耳畸形:包括咽鼓管、鼓室、乳突气房系统及面神经之鼓室部的畸形,可单独发生亦可合并出现。常导致传音功能的异常。

(3)先天性内耳畸形:通常由于遗传因素,母体孕期感染风疹、麻疹、腮腺炎及服用致畸药物或接受射线等引起。根据部位可分为耳蜗畸形、前庭与半规管畸形、内耳道畸形、前庭导水管异常。

2.耳部结构正常的先天性聋

通常为由遗传因素或母体妊娠时使用耳毒性药物、外伤甚至感染等导致的感音神经性聋。

(二)按病因分类

1.遗传性聋

指由基因或染色体异常所致的耳聋,可能是来自父母一方或双方,也可能是新发突变,常有家族史,约占耳聋的50%。按遗传方式可分为常染色体隐性遗传、常染色体显性遗传、伴性染色体遗传和母系遗传(伴线粒体遗传)。临床可仅表现为听觉系统异常,不伴有其他器官和系统的病变。也可表现为伴有其他器官或系统的异常,如皮肤异常角化、色素异常缺失或过度沉着;眼视网膜的色素沉着、高度近视、斜视、夜盲等;发育畸形,如颅面部畸形,脊柱、四肢、手指、足趾的异常;甚至可能有心脏异常、泌尿系统异常或甲状腺异常肿大等。

2.非遗传性聋

妊娠早期母亲患风疹、腮腺炎、流感等病毒感染性疾病,或梅毒、糖尿病、肾炎、败血症、克汀病等全身疾病,或大量应用耳毒性药物均可使胎儿致聋。母子血液 Rh 因子相排斥,分娩时产程过长、难产、产伤致胎儿缺氧窒息也可致聋。母体内分泌障碍(如呆小病)也会引起胎儿先天性中耳组织黏液水肿和听骨链畸形。

二、诊断要点

(一)全面的病史收集

通过专科检查明确患儿有无耳郭及外耳道畸形,仔细询问家族中至少三代人的耳聋病史,以及是否近亲结婚等。明确妊娠早期母亲是否患风疹、腮腺炎、流感等病毒感染性疾病,或梅毒、糖尿病、肾炎、败血症、克汀病等全身疾病,或大量应用耳毒性药物史,或分娩时产程过长、难产、产伤致胎儿缺氧窒息等致聋因素存在。

(二)听力学评价

主要是进行新生儿听力筛查,筛查主要有新生儿听力普遍筛查(UNHS)和目标人群筛查(TS)两种策略。我国在现阶段推荐的策略首先是普遍筛查;在尚不具备普遍筛查条件的单位,也可采用目标人群筛查,将具有听力损伤高危因素的新生儿及时转到有条件的单位筛查。

1.普遍筛查策略

(1)普遍筛查:产房和新生儿重症监护室的所有新生儿都应在出院前接受使用生理学测试方法的听力筛查。对未通过出院前"初筛"者,应在出生后 42 天内(新生儿重症监护室的婴幼儿可酌情稍延)进行"复筛"。

(2)3 个月内接受诊断:对所有未通过"复筛"的婴幼儿,应在 3 个月内开始相应的医学和听力学评价,争取尽早明确诊断。

(3)6 个月内接受干预:凡符合针对性听损失诊断的婴儿,应在 6 月龄内接受多项跨学科的干预服务。干预应建立在家庭经济能力,家长知情选择,文化、传统和信仰的基础上。一个具有家庭特色的聋儿康复计划应在接受转诊后的

45 天内启动。助听器应在确诊为针对性听损失后 1 个月内选配和使用。对佩戴助听器的婴幼儿应连续进行听力学监测,其间隔以不超过 3 个月为好。对接受早期干预的听力损失婴幼儿,应每 6 个月进行交往能力的评估。家长和康复工作者至少每 6 个月检查一次康复计划。

(4)跟踪和随访:凡以通过筛查,但具有听力损失和/或言语发育迟缓高危因素的婴幼儿,都要接受医学、听力学和交往技能的跟踪和随访。另外,具有迟发性、进行性或波动性听损伤相关指标的婴幼儿,以及听神经和/或脑干传导障碍[如听神经病(AN)]的婴幼儿亦应跟踪和随访。

2.目标人群筛查策略

结合我国目前的情况,在尚不具备普遍筛查条件的单位(如在比较偏远和贫困的地区),仍可采用目标人群筛查策略,将具有下列听力损害高危因素之一的新生儿及时转到上级单位筛查。这些高危因素是:①耳聋家族史;②宫内感染(如:巨细胞病毒、风疹、弓形虫、梅毒等);③细菌性脑膜炎;④颅面部畸形(包括耳郭和外耳道畸形等);⑤极低体重儿(1 500 g);⑥高胆红素血症(达到换血标准);⑦机械通气 5 天以上;⑧母亲孕期使用过耳毒性药物;⑨阿普加评分 1 分钟 0~4 分或 5 分钟 0~6 分;⑩有与感音神经性聋或传导性聋相关的综合征临床表现者;⑪长期住在监护病房;⑫呼吸窘迫综合征;⑬晶状体后纤维组织形成;⑭窒息;⑮胎粪吸入;⑯神经变性疾病;⑰染色体异常;⑱母亲滥用药物和乙醇;⑲母亲糖尿病;⑳母亲多次生育;㉑缺乏出生前监护。

3.听力筛查模式

根据我国当前的国情,以医院为基础,采用耳声发射筛查(OAE)、自动听性脑干反应(AABR)和行为观察法相结合的一种筛查模式。

OAE 可反映耳蜗(外毛细胞)的功能状态。OAE 筛查"通过",表示外周听力在刺激频率范围内正常。但 OAE 受到外耳道和中耳的影响较大,可出现假阳性。此外,在有些情况下(如听神经病等),耳蜗(外毛细胞)可正常,而内毛细胞和/或蜗后异常,则不能为 OAE 查出,造成假阴性。

AABR 测试反映了耳蜗、听神经和脑干听觉通路的功能,较 OAE 有信息范围广和可以量化听力损失的优点:受外耳道和中耳的影响较小;在排除了中耳和耳蜗(外毛细胞)病变后,对诊断听神经病和神经传导障碍特别有意义。所以,是 OAE 筛查很好的补充。同样,当作 AABR 调到"不通过"的患者时,也需要用 OAE 来评估耳蜗(外毛细胞)的功能,以区别蜗性(外毛细胞)听力损失或听神经传导障碍(听神经病等)。因此,OAE 和 AABR 是一对听力筛查的好伙伴,两者结合,是现行筛查技术的最佳选择。鉴于绝大多数新生儿的听力损失是蜗性的,所以,在普通产科病房里首先用 OAE 筛查,对"不通过"的新生儿在 29 天或 42 天用 OAE 复筛,以减少新生儿期由外耳道和中耳影响造成的假阳性。对未通过的新生儿,在 29 天或 42 天用 AABR 和 OAE 联合复筛。

(三)影像学检查

目前普遍采用高分辨颞骨薄层 CT 和 MRI 影像学的方法,高分辨率颞骨 CT 可了解内耳骨性结构,评估骨性解剖异常或畸形导致的听力障碍。MRI 检查可以反映听神经的发育情况,能发现 CT 易漏诊的耳蜗前庭神经异常。

(四)基因诊断

目前发现的遗传性聋致病基因近百个,可通过基因诊断描述耳聋家族各成员致病基因的携带情况,为临床咨询和产前诊断防止聋儿再出生提供准确的诊断依据。

三、治疗要点

(一)药物治疗

对于听力稳定的先天性聋目前尚无有效的药物治疗方法,先天性聋患者如果出现波动性、进行性的听力下降应尽早联合使用扩张内耳血管、营养神经的药物及糖皮质激素类药物,尽量保存残留听力。

(二)佩戴助听器

助听器验配一般需经过耳科医师或听力学专家详细检查后才能正确选用。一般而言,中度听力损失者使用助听器后获益最大,单侧耳聋一般不需要配用助听器。

(三)外科治疗

外耳道及中耳畸形一般为传导性听力障碍,以手术治疗为主,通过手术可建立正常的传音结构或安装助听器达到提高听力的要求。对于重度和极重度感音神经性聋患儿,经助听器训练不能获得应用听力者应视人工耳蜗植入治疗为首选。患有内耳畸形的患者需由专科医师评估能否置入人工耳蜗。

(四)听觉和言语训练

听觉训练是借助助听器或植入人工耳蜗后获得的听力,通过长期有计划的声响和言语刺激,逐步培养其聆听习惯,提高听觉察觉、听觉注意、听觉定位及识别、记忆等方面的能力。言语训练是依据听觉、视觉和触觉等互补功能,借助适宜的仪器,以科学的教学法训练聋儿发声,读唇,进而理解并积累词汇,掌握语法规则,准确表达思想感情。通过听觉与言语训练,使残余听功能或人工听功能充分发挥作用,达到正常或接近正常的社会交流目的。

四、预后及预防

先天性聋治疗预后虽然不太理想,但注重防治一些致聋因素是可以减少发生的。

(1)广泛宣传杜绝近亲结婚,开展聋病婚前咨询,强化优生优育。

(2)孕期中应广泛进行卫生保健知识宣教,积极预防传染病和其他疾病,加强围生期管理。严格掌握耳毒药物的适应证和用药剂量。有计划地消灭引起先天性聋的流行病,如呆小症、梅毒和助产外伤等。

(3)大力推广新生儿听力筛查,早期发现婴幼儿耳聋,及早利用残余听力或通过助听设备进行言语训练,使患儿获得言语功能。做到聋而不哑,利于患儿今后的生活自理,提高生命质量。

第二节　中　毒　性　聋

中毒性聋是某些药物对听觉感受器或听觉神经通路有毒性作用或者接触某些生物、化学物质引起内耳发生中毒性损害,造成听力损失和前庭功能障碍。中毒性聋是耳聋的主要病因之一,婴幼儿时期发生中毒性聋不易发觉,往往造成严重的听力损伤,影响言语功能的发育。

一、耳毒性药物或化学品种类

(一)抗生素

以氨基糖苷类抗生素为主,造成听力损失的发生率较高,包括链霉素、庆大霉素、妥布霉素、卡那霉素、阿米卡星等,万古霉素、多黏菌素 B 等亦有耳毒性。

(二)襻利尿药

如依他尼酸、呋塞米等。

（三）抗疟疾药

如奎宁、氯奎等。

（四）抗肿瘤药

如顺铂、卡铂、长春新碱等。

（五）水杨酸类药物

如长期应用大剂量阿司匹林。

（六）局部麻醉药

如利多卡因、丁卡因等。

（七）重金属

如汞、铅等。

（八）中成药

如牛黄清心丸等，其中含有雄黄（砷剂）。

（九）吸入有害气体

如一氧化碳、硫化氢、三氯乙烷、四氯化碳等。

（十）其他

如乙醇、甲醇、抗惊厥药、β受体阻滞药等。

二、诊断要点

主要依据明确的耳毒性药物用药史，注意询问所用药的品种、剂量及给药途径。对于儿童患者接诊时需详细询问家长，特别要关注患儿母亲有无家族性耳聋史。听力学检查可发现早期中毒性聋，还可明确耳聋程度。

（一）症状与体征

1.听力损失

多于用药1~2周后出现症状，最长可达1年左右。双耳听力损失对称，由高频开始，早期听力曲线为下降型，之后为平坦型，程度逐渐加重，半年左右停止发展。个别患者听力急剧下降，就诊时表现为全聋。

2.耳鸣

常为最早出现症状，耳鸣声通常以高频音调常见，如出现蝉鸣声。

（二）特殊检查

(1)纯音测听检查结果为感音神经性聋，平均用药后1个月出现4 000 Hz以上高频区听力下降,后进展为中频及低频区听力下降。

(2)畸变产物耳声发射(DPOAE)可发现早期内耳损害:中毒性聋的患者DPOAE幅值降低或无法引出,可在临床症状出现前提示毛细胞的损伤。

(3)前庭功能检查中温度试验可表现为正常或低下,双耳可不对称。

(4)对氨基糖苷类抗生素耳毒性异常敏感的患者应进行线粒体 DNA 12S rRNA A1555G 和 C1494T 的易感基因突变检测。

三、鉴别诊断

排除其他耳聋,如先天性聋、感染性聋、老年性聋、突发性聋、耳硬化症、听神经病等。

四、治疗要点

对于中毒性聋患者需尽早诊断、尽早治疗,治疗周期1～2个月,一般观察随访半年以上,直至听力稳定为止。治疗原则包括以下3项。

(1)病情允许的情况下立即停用耳毒性药物。

(2)促进耳毒性药物从内耳排出,应用营养神经及毛细胞的药物。早期时可应用改善微循环药物如银杏叶提取物,以及维生素、辅酶 A、ATP 及糖皮质激素类药物等。

(3)对于听力损失重、药物治疗后听力无改善或改善不满意的患者可选配助听器或行人工耳蜗植入术。

五、预后及预防

(1)中毒性聋防重于治,医师需严格掌握耳毒性药物的适应证,使用时采用最小有效剂量。对于有中毒性聋家族史的患者用药时要更谨慎。临床必需应用氨基糖苷类抗生素者,如有条件可在应用前进行易感基因突变检测,避免误用。

(2)对使用耳毒性药物的患者定期检测听力,用药同时加用保护内耳和神经药物,如维生素 A、维生素 B_{12} 等。

(3)对肝肾功能不全、糖尿病或已存在感音神经性聋的患者尽量不应用耳毒性药物。对处于噪声、高温等不良工作环境下的人员、婴幼儿、6 岁以下儿童、孕妇以及老年人等用药时需谨慎。

第三节 感 染 性 聋

感染性聋为致病微生物,如病毒、细菌、真菌、螺旋体、衣原体、支原体、立克次体、原虫等,直接或间接引起内耳损伤,导致双耳或单耳不同程度的感音神经性聋,可伴有不同程度前庭功能障碍。现此类耳聋发生率已有明显降低,但耳聋一旦发生,极难康复,是防聋治聋的一个重要课题。

按发病时间可分为先天性与后天性感染性聋。先天性如风疹、先天梅毒等;后天性如流行性脑脊髓膜炎、流行性腮腺炎、伤寒、疟疾等。按病原微生物种类可分为细菌性、病毒性及其他特殊病原体(真菌、螺旋体、衣原体、支原体、立克次体、原虫等)感染。本节按病原微生物分述如下。

一、细菌性脑膜炎

(一)致病微生物

多为脑膜炎奈瑟菌、流感嗜血杆菌、肺炎链球菌、结核分枝杆菌等。

(二)临床特点

听力下降多发生于疾病早期,多为双耳受累,单侧者少见,耳聋程度一般较重,甚至全聋,可波及所有频率,常伴有耳鸣,也可出现眩晕、平衡失调等前庭症状。听力可好转也可加重,最后听力水平稳定需在脑膜炎治愈后 1 年左右才能判定。

(三)防治要点

针对病因选择敏感抗生素是治疗的关键,耳聋一旦发生,康复十分困难,应以预防为主,普及疫苗。

二、流行性腮腺炎

(一)致病微生物

为腮腺炎病毒经呼吸道传染所致。

(二)临床特点

耳聋进展快,常突然发生,以单侧多见,听力损失多为重度、极重度,高频区听力明显下降,亦可为全聋;累及前庭时可出现眩晕。耳聋可发生于腮腺炎早期、中期或晚期,既可与腮腺炎全身症状同时出现,亦可发生于腮腺炎全身症状出现之前或症状减轻之后;无明显症状的"亚临床型",可表现为突然出现的感音神经性聋。

(三)防治要点

腮腺炎病毒具有强嗜神经性,易造成不可逆的病理变化,对于已发生听力损失者目前无特效治疗方法,早期注射腮腺炎疫苗是最有效的预防方法。

三、风疹

(一)致病微生物

为风疹病毒经感染所致,为最常见的妊娠期致聋原因,经胎盘侵犯胎儿内耳的内淋巴系统。

(二)临床特点

表现为双耳重度感音神经性聋,听力曲线多为平坦型,或中频损伤更重,言语识别率下降;部分患儿言语识别率下降,但纯音听阈可基本正常,提示蜗后病变;部分患者可有内耳畸形,同时伴有其他如眼、心脏、头颅发育畸形及痴呆等表现。

(三)防治要点

对于已发生听力损失者目前无特效治疗,以预防孕期感染为主,若有病史,加强围生期检查,及早发现畸形胎儿,以减少残疾儿出生率。

四、麻疹

(一)致病微生物

为麻疹病毒经呼吸道染所致,如妊娠期感染可经胎盘侵犯胎儿听觉系统。

(二)临床特点

常合并化脓性中耳炎,但化脓性中耳炎并非导致感音神经性聋的主要原因。耳聋多为双侧,亦可单耳受累。耳聋可在出疹前突然发生,轻重程度可不一致,轻者表现为高频听力下降,重者可为全频下降,严重影响平时交流;少数患者可伴有眩晕等前庭症状。

(三)防治要点

对于已发生听力损失者目前无特效治疗,以预防为主。发生麻疹后,要注意防止和及时处理中耳炎,行抗感染治疗和保持分泌物引流通畅。避免并发迷路炎。

五、水痘和带状疱疹

(一)致病微生物

水痘和带状疱疹是由同一 DNA 病毒即水痘-带状疱疹病毒引起的两种不同临床表现的疾病。儿童初次感染引起水痘,少数患者在成人后可再发而引起带状疱疹。

(二)临床特点

耳聋常发生于水痘或耳部疱疹出现以后,多为同侧,程度不等,常伴有耳鸣,亦可出现眩晕、恶心、呕吐等前庭症状,听力一般可恢复,少数可出现不可逆的感音神经性聋。

(三)防治要点

早期应用类固醇激素及抗病毒药预后较好。预防可接种水痘减毒活疫苗,必要时可注射水痘-带状疱疹免疫球蛋白,可减低发病率,减轻病情。

六、梅毒

(一)致病微生物

为梅毒螺旋体所致性传播疾病,母体感染后可经胎盘垂直传播引起胎儿先天性梅毒。

(二)临床特点

先天性梅毒所致耳聋可见于任何年龄,以青少年多见。其耳聋程度与发病年龄有关,发病早者常为双侧突发性听力下降,程度一般较重,常伴有前庭症状,年龄较小发病者常有听力言语障碍;较晚发病者,耳聋可为突发或呈波动性或进行性加重,可伴有发作性耳鸣和眩晕,早期听力损失主要在低频区,晚期呈平坦型,言语识别率下降,前庭功能低下,需与梅尼埃病鉴别。

后天性梅毒二期和三期所致耳聋一般仅侵犯一侧,轻重程度不等,因其可同时侵犯耳郭、中耳、乳突和岩骨,耳聋可表现为感音神经性或混合性聋。血清学检查可协助诊断。

(三)防治要点

梅毒螺旋体对青霉素敏感,需要按梅毒规范治疗,病程第 1 周可同时使用较大剂量口服激素,如听力损失再发,可使用小剂量维持。

七、伤寒

(一)致病微生物

为伤寒杆菌感染所致,经消化道传播。

(二)临床特点

耳聋常发生于病程第 2、3 周,缓起或突发,可侵犯前庭,部分为可逆性,但亦有不能恢复或继续加重以致全聋者。

(三)防治要点

针对原发病选择敏感抗生素治疗,同时对症支持治疗帮助清除毒素及保护神经组织。

八、疟疾

(一)致病微生物

为疟原虫感染所致,由按蚊或输入含疟原虫滋养体的血液传播。

(二)临床特点

疟疾所致耳聋为双侧性,病情发作期加重,间歇期缓解,治愈后多能恢复,少数遗留高频听力下降,一般不发生全聋。

(三)防治要点

针对原发病选择敏感抗疟药,需注意奎宁具有明显耳毒性,青蒿素耳毒性较轻。

九、其他

其他如乙型溶血性链球菌、白喉杆菌、布鲁杆菌、支原体、衣原体、立克次体等均可侵犯内耳或听神经造成听力下降,但多数为轻中度损伤,只要采取适当的治疗或对症处理,在疾病治愈后,听力可获得部分或完全恢复。

第四节　老 年 性 聋

老年性聋是听觉系统退行性变而引起的耳聋或者是指在老年人中出现的非其他原因引起的耳聋,是人体衰老过程中出现的听觉系统的功能障碍。

一、临床分类

(一)病因分类

自然衰老、遗传因素和外界环境的影响。

1.自然衰老

中枢和外周听觉系统的组织、细胞随着机体的老化出现衰老,影响了细胞的正常功能。

2.遗传因素与基因突变

老年性聋的发病年龄及发展速度与遗传因素有关。据估计,40%～50%的老年性聋与遗传有关。近年来的研究发现,人类$mtDNA4977$缺失突变,大鼠$mtDNA4834$缺失突变与老年性聋的发生有关。

3.外界环境的影响

噪声、耳毒性药物或化学试剂、乙醇、血管病变及感染等外在环境因素对老年性聋的发生具有不同程度的影响。近年来研究发现,长期高脂饮食可导致大鼠听功能的损害,并且加重 D-半乳糖诱导的老化大鼠内耳氧化性应激、线粒体损伤和凋亡。

(二)病理分型

感音性老年性聋、神经性老年性聋、血管性老年性聋、耳蜗传导性老年性聋、混合型老年性聋、中间型老年性聋。

1.感音性老年性聋

以内、外毛细胞和与其相联系的神经纤维萎缩、消失为主要特点。纯音听阈主要表现为高频陡降型,早期低频听力正常。

2.神经性老年性聋

耳蜗螺旋神经节细胞和神经纤维退行性变。临床表现为在纯音听阈的所有频率均出现提高的基础上,高频听力受损较重,言语识别能力下降,且与纯音听阈变化程度不一致。

3.血管性老年性聋

又称代谢性老年性聋。耳蜗血管纹萎缩。纯音听阈曲线呈平坦型,言语识别率可正常。

4.耳蜗传导性老年性聋

又称机械性老年性聋。耳蜗基底膜增厚、透明变性、弹性纤维减少。纯音听阈为高频听力下降为主的缓降型。

5.混合型老年性聋

累及上述 4 种经典分型的 2 个以上病理改变为特征。

6.中间型老年性聋

缺乏光镜下的病理改变但存在耳蜗亚显微结构改变。

二、诊断要点

(一)症状与体征

1.听力下降

不明原因的且进行性加重的双侧感音神经性聋,但进展速度缓慢。听力损失多以高频听力下降为主,言语识别能力明显降低。

2.耳鸣

多伴有不同程度的耳鸣。耳鸣多为高调性,如蝉鸣、哨声、汽笛声等,也可为多种声音混合或搏动性耳鸣。早期为间歇性,以后逐渐加重,后期为持续性耳鸣。

3.其他症状

由于听力下降及言语识别能力的降低,可导致患者出现孤独、抑郁、反应迟钝等精神症状。

4.鼓膜查体

无特征性改变,可有鼓膜浑浊、钙化斑、萎缩性瘢痕以及鼓膜内陷等改变。

(二)特殊检查

1.纯音听阈

以感音神经性聋为主,部分可伴有传导性聋。纯音听阈常见陡降型、缓降型、平坦型,也可见盆型、马鞍形、轻度上升型等。

2.言语测试

多有言语识别率降低,且与纯音听力下降的程度不一致。

3.阈上功能试验

重振试验可阳性,短增量敏感指数试验可正常或轻度增高。

4.扩展高频测听

可发现听觉老化的早期症状。

5.耳声发射

可早期发现老化过程中耳蜗的损伤,有助于鉴别耳蜗性和蜗后性老年性聋。

6.DPOAEs

测试外毛细胞功能,联合 ABR 测试了解内毛细胞和听神经功能。

7.中枢听觉功能测试

如双耳聆听测试和 ABR 测试。

三、鉴别诊断

排除其他疾病,如药物中毒性聋、噪声性听力损伤、梅尼埃病、耳硬化症、鼓室硬化、中耳粘连、听神经瘤、高脂血症、糖尿病以及自身免疫性感音神经性聋、遗传性进行性感音神经性聋等。

四、治疗要点

(一)药物治疗

衰老是一种自然规律,目前尚无有效的药物可以逆转这一过程。可给予营养神经和改善微循环的药物试图延缓衰老。

(二)佩戴助听器

建议早期佩戴助听器。老年人的言语识别能力差可能与中枢听觉系统功能障碍以及患者的认知能力下降相关,因此,早期佩戴助听器可尽早保护患者的言语识别功能。此外,应告知患者家属,与患者交流时言语应尽量缓慢而清晰,必要时可借助于面部表情和手势,帮助患者了解语意。可考虑人工耳蜗植入术、骨锚助听器、听觉辅助技术等。

五、预后及预防

(1)延缓听觉系统的退行性变,如注意饮食卫生,减少脂类食物,戒除烟酒,降低血脂,防治心血管疾病。

(2)避免长时间接触噪声。

(3)避免应用耳毒性药物。

(4)注意劳逸结合,保持心情舒畅;适当的体育锻炼。

(5)改善脑部及内耳的血液循环等。

第五节 特发性突聋

突然发生的听力损失称为突聋,这种耳聋大多为感音神经性。许多疾病都可以引起突聋。特发性突聋则是指突然发生的、原因不明的感音神经性听力损失,患者的听力一般在数分钟或数小时内下降至最低点,少数患者可在 3 天以内;可同时或先后伴有耳鸣及眩晕;除第Ⅷ对脑神经外,无其他脑神经症状。目前,临床上多将这种特发性突聋称为"突发性聋"。由迷路(内耳)窗膜破裂引起的突聋已作为一个单独的疾病,不再包括在"突发性聋"之内。

一、病因

病因未明。主要的学说有如下 2 种。

(一)病毒感染学说

据临床观察,不少患者在发病前曾有感冒史;不少有关病毒的血清学检查报道和病毒分离结果也支持这一学说。据认为,许多病毒都可能与本病有关,如腮腺炎病毒、巨细胞病毒、疱疹病毒、水痘-带状疱疹病毒、流感病毒、副流感病毒、鼻病毒、腺病毒Ⅲ型、EB 病毒柯萨奇病毒等。Cummis 等(1990)报道了对西非突聋患者血清学的调查结果,仍认为病毒感染是这种突聋的病因。从患者外淋巴液中分离出腮腺炎病毒,从脑脊液中发现疱疹病毒,以及不少患者血清中巨细胞病毒抗体滴度升高,疱疹病毒合并其他病毒的抗体滴度升高(Wilson,1986)等,都提示了病毒感染与本病的病因学关系。支持这一学说的另一资料是颞骨的病理组织学研究结果:Schuknecht 等(1986)研究了 12 例特发性突聋患者的死后颞骨组织病理,发现其病理变化与过去所见的病毒性迷路炎相似。Yoon 等(1990)观察了 8 例 11 耳死后的颞骨病理变化,发现内耳最普遍的病变为螺旋器萎缩和耳蜗神经元缺失。提示特发性突聋的病因可能为病毒所引起的急性耳蜗炎或急性耳蜗前庭迷路炎。Schknecht(1985)认为,除 Ramsay-Hunt 综合征外,病毒性耳蜗神经炎是很少见的。

(二)内耳供血障碍学说

内耳的血液供应来自迷路动脉。迷路动脉从椎-基底动脉的分支——小脑下后动脉或小脑下前动脉或直接从基底动脉分出。迷路动脉虽然可以通过鼓岬和骨半规管上的裂隙与颈内、颈外动脉的分支相交通,但是这些吻合支均甚纤细,所以迷路动脉基本上是供应内耳血液的唯一动脉。加之椎-基底动脉-迷路动脉系统常常出现解剖变异,这就更增加了内耳供血系统的脆弱性。内耳微循环的调控机制目前尚未完全阐明,现已知,它除受自主神经系统及局部调控机制的影响外,也受血压和血流动力学的影响。不少学者证实,来自颈神经节和胸神经节的交感神经节后纤维沿血管(颈内动脉,颈外动脉和椎-基底动脉)周围神经丛,并沿鼓丛神经、第Ⅶ、Ⅷ、Ⅹ对脑神经耳支的周围行走,进入耳蜗后,循螺旋蜗轴动脉及其分支伸抵放射状动脉的起始段。而螺旋韧带、血管纹、螺旋缘及基底膜处的小血管则无肾上腺素能神经支配。内耳供血障碍学说认为,特发性突聋可因血栓或栓塞形成、出血、血管痉挛等引起。

不少学者认为,中、老年人特别是合并动脉硬化、高血压者,可因迷路动脉的某一终末支出现血栓或栓塞形成而导致突聋。年轻人于头颅外伤后,亦可因脂肪栓塞而引起突聋。文献中曾报道 1 例 29 岁男性患者,于头颅外伤后尿中出现脂肪滴及眼底病变,3 天后发生突聋。此外尚有关于潜水工人因内耳空气栓塞而引起突聋的报道。动物实验也证明,心内注射微球后,在蜗轴、血管纹和螺旋韧带等处可见栓塞形成。Sheehy 于 1960 年曾提出血管痉挛学说,认为由于各种原因(如受寒、受热、焦虑等)可引起自主神经功能紊乱,以致血管痉挛、组织缺 O_2、水肿、血管内膜肿胀、进一步导致局部血流减慢、淤滞,内耳终器终因缺血、缺 O_2 而遭到损害。尚有报道特发性突聋患者血液中血小板的黏滞性及凝集性增高者。由于内耳小动脉有迂曲盘绕行走的特点,在正常情况下,此处的血流速度比较缓慢,若血液的黏滞度增高,则在此发生血小板沉积、黏附、聚集,甚至血栓形成的可能性就会增大。动物实验发现,内耳缺血持续 6 秒钟,耳蜗电位即消失,而缺血达 30 分钟后,即使血供恢复,电位已发生不可逆的变化。

临床上不少患者用血管扩张剂或抗凝剂或溶栓剂治疗后,病情得到缓解,也可作为这一学说的旁证。再者,病毒感染也可通过影响局部的微循环而损害内耳:如病毒与红细胞接触引起血球黏集;内耳的血管内膜因感染而发生水肿,造成管腔狭窄或闭塞;病毒感染使血液处于高凝血状态,容易形成血栓等。此外,血压过低也是导致内耳供血不足的原因之一,Plath(1977)发现,不少突聋患者的血压较低。动物实验也证明,主动脉的血压和耳蜗的 O_2 分压之间有密切关系。

二、症状

本病多见于中年人,男女两性的发病率无明显差异。病前大多无明显的全身不适感,但多数患者有过度劳累、精神抑郁、焦虑状态、情绪激动、受凉或感冒史。患者一般均能记起发病的准确时间(某月某日某时),地点,及当时从事的活动,约 1/3 患者在清晨起床后发病。

(一)听力下降

可为首发症状。听力一般在数分钟或数小时内下降至最低点,少数患者听力下降较为缓慢,在 3 天以内方达到最低点。听力损失为感音神经性。轻者在相邻的 3 个频率内听力下降达 30 dB 以上;而多数则为中度或重度耳聋。如眩晕为首发症状,患者由于严重的眩晕和耳鸣,耳聋可被忽视,待眩晕减轻后,方始发现患耳已聋。

(二)耳鸣

可为始发症状。患者突然发生一侧耳鸣,音调很高,同时或相继出现听力迅速下降。经治疗后,多数患者听力虽可提高,但耳鸣可长期不消失。

(三)眩晕

约半数患者在听力下降前或听力下降发生后出现眩晕。这种眩晕多为旋转性眩晕,少数为颠簸、不稳感,大多伴有恶心、呕吐、出冷汗、卧床不起。以眩晕为首发症状者,常于夜间睡眠之中突然发生。与梅尼埃病不同,本病无眩晕反复发作史。

(四)其他

部分患者有患耳内堵塞、压迫感,以及耳周麻木或沉重感。

多数患者单耳发病,极少数可同时或先后相继侵犯两耳。

三、检查

(一)一般检查

外耳道,鼓膜无明显病变。

(二)听力测试

纯音听阈测试:纯音听力曲线示感音神经性聋,大多为中度或重度聋。可以高频下降为主的下降性(陡降型或缓降型),或以低频下降为主的上升型,也可呈平坦型曲线。听力损失严重者可出现岛状曲线。

重振试验阳性,自描听力曲线多为Ⅱ型或Ⅲ型。

声导抗测试:鼓室导抗图正常。镫骨肌反射阈降低,无病理性衰减。

耳蜗电图及听性脑干诱发电位示耳蜗损害。

(三)前庭功能试验

本检查一般在眩晕缓解后进行。前庭功能正常或明显降低。

(四)瘘管试验

瘘管试验(Hennebert 征,Tullio 试验),阴性。

(五)实验室检查

包括血、尿常规,血液流变学等。

(六)影像学检查

内耳道脑池造影、CT、MRI(必要时增强)示内耳道及颅脑无病变。

四、诊断及鉴别诊断

只有在排除了由其他疾病引起的突聋后,本病的诊断方可成立,如听神经瘤、梅尼埃病、窗膜破裂、耳毒性药物中毒、脑血管意外、化脓性迷路炎、大前庭水管综合征、梅毒、多发性硬化、血液或血管疾病、自身免疫性内耳病等。

听神经瘤可能由于肿瘤出血、周围组织水肿等而压迫耳蜗神经,引起神经传导阻滞;或因肿瘤压迫动脉,导致耳蜗急性缺血,故可引起突发性感音神经性聋。据文献报道,其发生率为 $10\% \sim 26\%$。应注意鉴别。

艾滋病患者发生突聋者已有报道,突聋也可为艾滋病的首发症状,两者之间的关系尚不明了。由于艾滋病可以合并中枢神经系统的感染、肿瘤以及血管病变等,如这些病变发生于听系、脑干等处,则可发生突聋。此外,艾滋病患者在治疗中如使用耳毒性药物,也可引起突聋。

少数分泌性中耳炎患者也可主诉突聋,鼓膜像和听力检查结果可供鉴别。反之,临床上也有将特发性突聋误诊为分泌性中耳炎者,这种错误时有发生。

由于本病容易发生误诊,为慎重起见,建议对特发性突聋患者进行 6～12 个月的随诊观察,以了解听力的变化情况,病情的转归,进一步排除其他疾病。

五、治疗

本病虽有自愈倾向,但切不可因此等待观望或放弃治疗。前已述及,治疗开始的早晚和预后有一定的关系,因此,应当尽一切可能争取早期治疗。治疗一般可在初步筛查后(一般在 24 小时内完成)立即开始。然后在治疗过程中再同时进行其他的(如影像学)检查。

(一)10%低分子右旋糖酐

500 mL,静脉滴注,3～5天。可增加血容量,降低血液黏稠度,改善内耳的微循环。合并心力衰竭及出血性疾病者禁用。

(二)血管扩张药

血管扩张剂种类较多,可选择以下一种,至多不超过2种。

1.钙通道阻滞剂

如尼莫地平30～60 mg,2～3次/天;或氟桂利嗪(西比灵)5 mg,1次/天。钙通道阻滞剂具有扩张血管、降低血黏度、抗血小板聚集、改善内耳微循环的作用。注意仅能选其中1种应用。

2.组胺衍生物

如倍他啶4～8 mg,3次/天;或敏使朗6～12 mg,3次/天。

许多实验证明,烟酸对内耳血管无扩张作用。

(三)糖皮质激素

可用地塞米松10 mg,静脉滴注,1次/天,3天,以后逐渐减量。Hughes推荐的治疗方案为:1 mg/(kg・d),5天后逐渐减量,疗程至少10天。对包括糖皮质激素在内的全身药物治疗无效者,或全身应用糖皮质激素禁忌者,有报道采用经鼓室蜗窗给地塞米松治疗而在部分患者取得较好疗效者。因为蜗窗投药可避开位于血管纹和螺旋韧带处的血迷路屏障,使内、外淋巴液中的药物有较高的浓度,药物的靶定位性好,而且不存在全身用药的不良反应。糖皮质激素应用于本病是由于它的免疫抑制作用,大剂量可扩张血管,改善微循环,并可抗炎、抗病毒感染。但在疾病早期用药效果较好。

(四)溶栓、抗凝药

当血液流变学检查表明血液黏滞度增高时,可选用以下一种。

(1)东菱迪芙(巴曲酶)5 U溶于200 mL生理盐水中,静脉滴注,隔天1次,共5～9次,首剂巴曲酶用量加倍。

(2)腹蛇抗栓酶0.5～1 U,静脉滴注,1次/天。

(3)尿激酶$(0.5～2)×10^4$ U,静脉滴注,1次/天。

其他尚有链激酶。用药期间应密切观察有无出血情况,如有出血迹向,应立即停药。如有任何出血性疾病或容易引起出血的疾病,严重高血压和肝、肾功能不全,妇女经期,手术后患者等忌用。

(五)维生素

可用维生素 B_1 100 mg,肌内注射,1 次/天,或口服 20 mg,3 次/天。维生素 E 50 mg,3 次/天。维生素 B_6 10 mg,3 次/天。或施尔康 1 片,1 次/天。

(六)改善内耳代谢的药物

如都可喜 1 片,2 次/天。吡拉西坦(脑复康)0.8～1.6 g,3 次/天。ATP 20 mg,3 次/天。辅酶 A 50～100 U,加入液体中静脉滴注。或腺苷辅酶 B_{12} 口服。

(七)星状神经节封闭

方法:患者仰卧,肩下垫枕,头后伸。首先对第 7 颈椎横突进行定位:第 7 颈椎横突的位置相当于颈前体表面中线外 2 横指和胸骨上切迹上方 2 横指之交界处。在此交界处之上方,即为进针点,从此可触及第 6 颈椎横突。注射时用左手中指和示指从同侧胸锁乳突肌前缘将胸锁乳突肌和颈动脉向外牵移,即将注射针头刺入进针点之皮肤(图 3-1),向皮内注射少许 2% 利多卡因后,再进针约 0.3 cm,回抽之,若无空气,则可继续进针,直达颈椎横突,然后略向后退少许,注入 2% 利多卡因 2 mL,观察 15～30 秒,若无特殊不适,则可将剩余 4～6 mL 利多卡因全部注入。如注射部位准确,则患侧迅速出现霍纳征(瞳孔缩小,上睑下垂,结膜充血)。除治疗突聋外,本方法亦有用于治疗梅尼埃病者。由于本术可引起气胸、迷走神经或喉返神经麻痹、食管损伤、脑部空气栓塞等并发症,故应谨慎行之。以上治疗无效者,可选佩戴助听器。

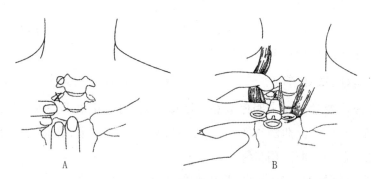

A B

图 3-1　星状神经节封闭
A.定位;B.进针

六、预后

本病有自愈的倾向。国外报道,有 50%～60% 的患者在发病的 15 天以内,其听力可自行得到程度不等的恢复。据观察,虽然确有一些患者可以自愈,但其百分率远无如此之高,许多患者将成为永久性聋。伴有眩晕者,特别是初诊时出现自发性眼震者,其听力恢复的百分率较不伴眩晕者低。耳鸣的有无与听力是否恢复无明显关系。听力损失严重者,预后较差;听力曲线呈陡降型者较上升型者预后差。治疗开始的时间对预后也有一定的影响。一般在 7~10 天以内开始治疗者,效果较好。老年人的治疗效果较青、中年人差。

据报道,有个别患者于突聋后数年内出现发作性眩晕,其中有些患者在突聋发生时甚至无任何前庭症状(迟发性膜迷路积水)。目前尚不了解两者间的关系。这些患者最终大多需要作前庭神经切除术。

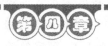

鼻先天性疾病

第一节　面裂囊肿

　　面裂囊肿即面部裂隙囊肿,是指发生于鼻及鼻周软组织、骨组织或骨孔内的各种先天性囊肿。关于其发生的原因,学说颇多,但主要有两点:腺体潴留学说和面裂学说,以后者占主导。腺体潴留学说认为:由于鼻腔底的黏膜腺腺管因各种原因发生阻塞,以致腺体分泌物潴留而成囊肿,故称为潴留囊肿。面裂学说认为:于胚胎时期,在上颌突、内侧鼻突的球突及外侧鼻突等各面突接合处因发育而形成的裂隙内有胚性上皮残余,发展后形成面裂囊肿。

　　此类囊肿虽然初始于裂隙处,但经增长膨大或发育发展之后,常可侵及上颌窦、鼻腔、上颌牙槽突和腭部。早期多因囊肿发展缓慢而无症状。待到囊肿增大而显露出畸形,甚至有继发感染时,患者才来就医。

　　各种面裂囊肿的命名及所在部位如下(图4-1)。

　　(1)鼻翼下面裂囊肿:囊肿位于鼻翼之下。

　　(2)鼻筛面裂囊肿:发生于鼻泪沟。泪骨未发育,囊肿即位于泪骨所在部位。

　　(3)球上颌或唇腭裂囊肿:详见"二、球上颌或唇腭裂囊肿"。

　　(4)切牙骨囊肿:发生于切牙(或额外牙)与正常牙之间。

　　(5)鼻腔底部鼻腭囊肿:发生于鼻腔底部的腭骨内。

　　(6)中间位鼻腭囊肿:发生于腭骨内的中间位。

　　(7)切牙孔囊肿:亦称为切牙管囊肿,发生于切牙管(鼻腭管)的骨管内。

　　(8)腭乳头囊肿:发生于切牙管口的腭孔乳突部(即腭乳头的上皮细胞巢)。

　　(9)上颌前中线囊肿:位于鼻小柱附着处下方。

　　(10)腭后中线囊肿:发生于上颌突与腭突的连接线上。

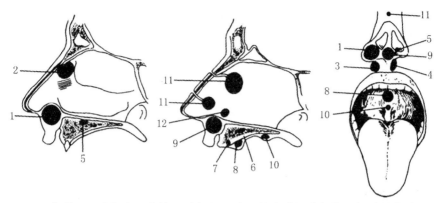

注:1.鼻翼下面裂囊肿;2.鼻筛面裂囊肿;3.球上颌或唇腭裂囊肿;4.切牙骨囊肿;
5.鼻腔底的鼻腭囊肿;6.中间位鼻腭囊肿;7.切牙孔囊肿;8.腭乳头囊肿;9.上颌前
中线囊肿;10.腭后中线囊肿;11.鼻背中线皮样囊肿及瘘管;12.犁鼻腺体囊肿

图 4-1　各种面裂囊肿的发生部位示意图

(11)鼻背中线皮样囊肿及瘘管:详见"鼻背中线皮样囊肿及瘘管"。

(12)犁鼻腺体囊肿:发生于犁骨器。

一、鼻腭囊肿

鼻腭囊肿发生于鼻底硬腭处。按发生部位可分为鼻腔底部鼻腭囊肿、中间位鼻腭囊肿、切牙孔囊肿和腭乳头囊肿。各囊肿依其部位不同而具有不同的外观畸形。囊肿扩展时可突起于鼻腔底或硬腭前段,也可突向口内。切牙孔囊肿者,可因压迫腭前神经而产生疼痛。手术治疗鼻腭囊肿时,须选择适宜的进路予以切除。介于鼻腔和口腔之间的囊肿,治疗时多经口腔剥除之,但应注意保留鼻腔底部的黏膜,以防发生鼻口瘘。

二、球上颌或唇腭裂囊肿

球上颌或唇腭裂囊肿发生于上颌突和内侧鼻突的球突融合处。女性患者居多。该处上皮残余所形成的囊肿常在上颌侧切牙与尖牙之间向下生长,早期可使上述二牙的牙根间隙增大,即使其分离移位。囊肿常因增大而突入鼻腔底部、上颌窦底,以及上唇的唇龈沟和颊部等处的口前庭内,并可使上述部位发生局限性膨隆。位于上颌窦附近的囊肿可扩展而侵入窦内。应与根尖囊肿相鉴别:根尖囊肿者牙列一般正常,但有龋齿。此类患者可自觉有面部压迫感,且多有面部外形变化。应经口前庭予以切除。

三、鼻前庭囊肿

鼻前庭囊肿是指位于鼻前庭底部皮肤下、上颌骨牙槽突浅面软组织内的一种囊性肿块。曾有鼻牙槽突囊肿、鼻底囊肿、鼻黏液样囊肿、外胚包涵囊肿等命名,现多称之为鼻前庭囊肿。

患者多是女性,年龄多在 30～50 岁。

(一)病因

主要学说仍为腺体潴留学说和面裂学说。因许多学者认为其来自球状突与上颌突融合部,理论上与球上颌或唇腭裂囊肿相符,故亦有将其称之为球颌突囊肿者。

(二)病理

囊肿的囊壁一般由含有弹性纤维和许多网状血管的结缔组织所构成,坚韧而具有弹性。若并发感染,则囊壁可有炎性细胞浸润。典型的内膜表皮细胞具有纤毛的柱状上皮或立方上皮,但也可因囊肿内容物对囊壁的压力过大,而转变为不同类型的上皮,如扁平上皮、柱状上皮、立方上皮等。在囊内膜的表皮细胞内有丰富的杯状细胞。囊液一般较为透明或半透明,或浑浊如蜂蜜样;多为纯黏液状、血清状或血清黏液状;呈黄色、棕黄色或琥珀色;其中大多不含胆固醇;倘若继发感染则为脓性。囊肿为单个单房性,其外观多呈圆形或椭圆形,大小不一。囊肿缓慢增大,邻近骨质受压吸收,可出现圆形浅盘状凹陷。

(三)症状

囊肿生长缓慢,早期多无症状。随着囊肿逐渐增大,一侧的鼻翼附着处、鼻前庭内或梨状孔的前外方等处日渐隆起,可有局部胀感或胀痛感。如合并感染则迅速增大,局部疼痛加重。可伴有病侧鼻塞。

(四)诊断

根据症状及局部体征,结合 X 线或 CT 检查,诊断一般不难。必要时可行细胞学穿刺检查。

1.局部所见

一侧鼻前庭外下方、鼻翼附着处或梨状孔前外部有隆起,囊肿较大者可使鼻唇沟消失,上唇上部或口前庭等处均有明显膨隆(图 4-2)。

2.联合触诊

以戴手套或指套的一手指放在口前庭,另一指放在鼻前庭,行口前庭鼻前庭联合触诊,可触知柔软而有弹性、有波动感、可移动的无痛性半球形囊性肿块。如有感染则可有压痛。

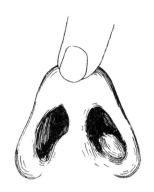

图 4-2 左侧鼻前庭囊肿

3.穿刺检查

可抽出透明、半透明或浑浊如蜂蜜样液体,大多无胆固醇结晶。

4.影像学检查

X线平片可见梨状孔底部有一浅淡均匀的局限性阴影,无骨质及上列牙的病变。囊内造影可显示囊肿大小、形状和位置。CT检查可见梨状孔底部局限性类圆形软组织影。

有时,须注意与鼻部牙源性囊肿相鉴别。

(五)治疗

若囊肿较大已有面部畸形及鼻塞症状或有反复感染病史者,应取唇龈沟进路行手术切除。手术方法:在靠近上唇系带的囊肿一侧,作一横切口,朝梨状孔方向分离软组织,暴露囊壁后仔细分离并完整切除。如有囊壁与鼻前庭皮肤紧密粘连者,仍应以彻底切除囊壁为原则。此时术中难免撕裂鼻前庭皮肤,其处理方法是术后用凡士林纱条填压该处,待健康肉芽逐日修复之。

四、鼻背中线皮样囊肿及瘘管

鼻背中线皮样囊肿及瘘管,属先天性疾病。其膨大的部分称窦,有窦口与外界相通者谓之鼻背中线瘘管;无窦口与外界相通则称囊肿,其内若仅含上皮及其脱屑者为上皮样囊肿,倘含有真皮层的汗腺、皮脂腺、毛囊等皮肤附件者,谓之鼻背中线皮样囊肿。

本病较少见,据 Taylors 等(1966)报道,其发病率约占头颈部(上)皮样囊肿的 8%;男性多见。囊肿可发生于鼻梁中线上的任何部位,但多见于鼻骨部,向深部发展多居于鼻中隔内。瘘管者,其瘘口多位于鼻梁中线中段或眉间,有时尚可有第 2 开口位于内眦处。

(一)病因

学说虽然较多,但有其共同之处,皆认为胚胎发育早期的外胚层被包埋所致。如当两侧内侧鼻突与额鼻突融合形成外鼻时,有外胚层组织滞存其中,可发展成本病。

(二)症状

出现症状的年龄大多在 15～30 岁期间。也可有部分患者,在较小年龄阶段即已发现鼻背部有小瘘口或有局限性小肿块,随其年龄增长而逐渐增大。瘘口处可挤出黄色油脂样或脓样物质甚至细小毛发。患者多有鼻背部沉重感。若囊肿较大且位置较深者,可出现明显鼻塞。视患者年龄大小、囊肿或瘘管的部位和范围、是否有感染史或手术史等因素不同而症状各异。

(三)检查

1.一般检查

可见患者鼻梁中线某处有局限性半圆形隆起或有鼻梁增宽,位于鼻梁上段过大的囊肿,可使眼眶间距变大或眉间隆起。触扪隆起处皮肤,觉其表面光滑且可有特殊移动感,压之可有弹性。如为瘘管,挤压瘘口时可有皮脂样分泌物甚至细小毛发溢出。瘘管有感染者可有溢脓,瘘口周围红肿或有肉芽生长。

2.鼻腔检查

收缩鼻黏膜后仔细检查,可发现少数患者有鼻中隔后上部增宽。

3.特殊检查

X 线正位片有时可见鼻中隔增宽、分叉或有梭形阴影,侧位片偶可查见鼻部有纺锤状或哑铃状阴影;必要时可行囊肿和瘘管的 X 线造影或断层拍片;若畸形病变有向颅内侵犯可疑者,则需行 CT 扫描或颅脑部 X 线造影检查。穿刺检查有助于确诊。

根据症状及检查所见诊断多无困难,但有时须与脑膜脑膨出相鉴别。

(四)治疗

主要为手术治疗。若无全身特殊原因,宜尽早手术,以免鼻支架发育受影响。发生感染者尤应控制后即行手术。亦有认为无并发症且年龄太小者,若过早施术,可能将影响面骨发育,可将手术时机酌情延缓到 4～5 岁之后。

(五)手术步骤

于术前一天向瘘管或囊肿内注入亚甲蓝,以期在术中作病变被切除的标志之用。

1.麻醉

幼儿多取气管内插管全麻,成人则可用局麻。

2.切口

多取鼻外进路。应根据瘘管或囊肿的所在部位及病变范围的不同,灵活选择如下切口:①鼻背中线垂直(或Y形或T形)切口。②鼻根部横切口＋瘘口周围环形切开。③鼻背中线垂直切口＋瘘口周围环形切开。④鼻侧切开等。因上述切口均有损害面容,故有人建议采用鼻底部蝶形切口。

3.分离并摘除

有时可见鼻骨中间有一孔道,囊肿骑跨其间而呈哑铃状,此时应凿除部分鼻骨,以利完整摘除。深入鼻中隔的瘘管及其膨大的窦部可呈梭形或纺锤状(图4-3)。须仔细分离,勿遗留其囊壁,以免复发。

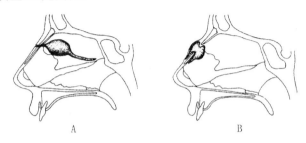

A   B

图4-3　纺锤状及哑铃状鼻背中线皮样囊肿及瘘管

A.纺锤状;B.哑铃状

4.修复

术毕时,如见鼻梁部所遗缺损较大,为预防术后继发鞍鼻,可植入自体或同种异体骨屑或骨片。

第二节　外鼻畸形

一、管形鼻

管形鼻是在鼻正常发生部位形成一外形呈象鼻样的组织团。管形鼻的管内不完全中空,呈圆柱状,突出或悬垂于面中部。此畸形常并发独眼,管形鼻突悬于独眼上方。管形鼻相对少见,特别是随着国家优生优育政策的落实,其发病率已大幅下降。

该畸形可能为鼻额突发育时。在其下缘两侧未出现正常的两个鼻窝,而是在其下缘中央部位出现一异位鼻窝,经异常发育而成。此异常发育有时可表现为额部下方或眉弓处长出一额外管形鼻。具有此畸形的胎儿一般不能存活,存活患儿应及早手术,以矫治畸形,主要是恢复鼻腔的通气功能。

二、双鼻畸形

双鼻畸形即在面部中央正常鼻梁处形成两个平行鼻梁,共有 4 个前鼻孔,呈上、下或左、右排列。一般两外侧鼻腔具有正常鼻甲结构并与鼻咽部相通,内侧两鼻腔常为盲腔;上、下排列者上鼻腔常为盲腔。多伴有鼻梁、鼻翼、鼻孔及鼻中隔等畸形。

该畸形是在胚胎发育过程中,两侧鼻额突不协调,致其不能完全融合所致。广义上讲此畸形应为严重鼻裂的一种特殊类型,为鼻梁正中留有浅沟或深沟,将鼻裂为两部分。轻者可仅有鼻尖部裂开。此畸形均有鼻背增宽及内眦距增宽,裂沟常沿中线纵行,自眉间至中隔小柱凹陷,可合并鼻背皮肤瘘管、后鼻孔闭锁、唇裂或齿槽裂。

如果双鼻畸形伴严重呼吸障碍,幼儿期即可手术,主要改善鼻呼吸功能,但鼻部成形手术须到青春期后施行。轻者可在 5～7 岁进行手术矫治,既可使鼻部得到充分发育,也不至于过分影响小儿心理健康。病变局限在鼻尖者,可取鼻内切口,将距离较宽的两侧鼻大翼软骨内侧脚缝合拉紧即可。其余多采用鼻外进路。同一水平的双鼻畸形应将两内侧鼻腔切除,将双鼻合成单鼻。上下排列的双鼻畸形手术,应于上下鼻孔之间切开皮肤、皮下组织、软骨等双鼻间隔,使之合二为一,最后缝合鼻腔内外创缘。双鼻畸形手术在将双鼻合成一单鼻的同时,应根据鼻翼、鼻梁、鼻尖及鼻孔等处的畸形情况,利用周围皮肤进行修复。必要时用骨、软骨及医用硅橡胶等充填,以改善鼻外形。

三、驼峰鼻

驼峰鼻又名驼鼻,为一种常见的外鼻畸形,此畸形多为先天性,鼻外伤也可导致此畸形发生。其特征为侧视可见鼻梁上有驼峰状隆起,多居于鼻骨与外鼻软骨交接处。驼峰鼻的程度以其相对高度衡量,即驼峰突出鼻梁基线平面以上部分的高度,它反映了驼峰的真实高度。驼峰鼻除形态异常外,并无功能影响。轻度者鼻形如棘状突起,发生在鼻骨与鼻背软骨交界处,有时鼻尖过长;重度者鼻梁宽大且成角突起,均多伴有鼻梁不直、鼻尖过长或向下弯垂呈"鹰钩状",常有上颌骨轻度凹陷畸形所致的中面部塌陷。其先天性原因是鼻翼软骨发育过盛或过差,鼻中隔软骨、侧鼻软骨发育过盛造成。

驼峰鼻在西方美容患者中占相当大比例,而在东方人中比例相对较少。典型的驼峰鼻矫正术主要有鼻孔内进路和鼻孔外进路两种方式,现手术方式已在此基础上有较大改进,多采用鼻翼缘蝶形切口,此切口术野清楚,操作方便。具体手术原则如下:①对仅有棘状突起的轻度患者,可截除隆起过高的鼻骨,剪除过高的鼻中隔软骨;对合并鼻背宽大者,在鼻背的缺损区截断基部的鼻骨或上颌骨额突,用手指在鼻外的两侧向中间挤压侧鼻软骨,使鼻梁恢复到正常的平直形态。②驼峰鼻如伴有鼻尖过长者,经缩短鼻中隔软骨前端即可达到矫正的目的;在鼻尖弯曲时,则需把弯曲的鼻翼软骨内脚剪平。

术中若过多切除鼻背的骨质及软骨,则易形成缩窄鼻。其他常见并发症为术后感染及继发畸形。较常见的继发畸形为鼻梁基底部呈阶梯状改变或两侧鼻背不对称,需在术后2周内鼻骨尚未纤维愈合之前做矫正,如已骨性愈合,应尽早考虑行二期手术。

四、歪鼻

歪鼻为一较常见畸形,表现为鼻梁弯曲,鼻尖偏向一侧。根据其形态特征,一般将其分为"C"形、"S"形及侧斜形三种。根据病因则分为先天性和后天性者,临床以后者居多,多由外伤所致;而前者多是由鼻部软骨发育异常所致。其常与鼻中隔偏曲或鼻中隔软骨前脱位同时并存,因此,矫正鼻中隔是矫正歪鼻畸形的关键一步。采用鼻-鼻中隔同期整形术,行歪鼻整形可收到恢复鼻功能和美容的双重效果。

根据病史及查体,先天性歪鼻的诊断较明确,治疗以手术整形为主。应针对具体情况,选择合适的手术进路。若软骨段歪鼻合并鼻中隔偏曲或鼻中隔软骨前脱位者,可行摇门式手术。

对于骨部歪鼻合并鼻中隔偏曲者,应行凿骨术。可于局麻下手术,在鼻小柱中下部及两侧缘取蝶形切口,循此切口向上,从鼻背板前面做皮下分离达梨状孔上缘,将鼻骨及上颌骨额突从骨膜下分离。在较宽一侧的鼻背切除一块附有鼻黏膜的底边在下的三角形骨片,再分离窄侧的梨状孔边缘及骨性外鼻支架,将上颌骨额突向上凿开或锯开,直达鼻根,使之与鼻骨分离。此时,可先试行内外结合手法复正鼻梁至中线;若不满意,可钳夹鼻骨并扭动,使其上端骨折、游离,则外鼻支架塑形就相对简单。对合并鼻中隔偏曲者,应同期先行中隔偏曲矫正,最后将鼻梁复正。畸形矫正后外鼻应以夹板固定至少 2 周。

五、外鼻先天性瘘管及囊肿

在胚胎发育过程中,当两侧鼻内外突与鼻额突融合形成外鼻时,若有外胚层组织残留在皮下,即可形成囊肿;若有窦口与外界相通,则可形成瘘管。因囊肿或瘘管主发于鼻背中线区域,一般在深筋膜之下、鼻骨之上,偶有侵入颅内者,故又称鼻背中线皮样囊肿或瘘管。其发病率约占头颈部皮样囊肿的 8%,可见于新生儿,偶见于成人,男性多见。

(一)临床表现

出现症状的年龄多在 15～30 岁。也有患者在较小年龄阶段即发现鼻背部有小瘘口或局限性小肿物,随年龄增长而逐渐增大,或瘘口有分泌物溢出。囊肿或瘘口可发生于鼻梁中线上的任何部位,多见于鼻骨部。常见部位为两侧鼻翼软骨之间、鼻骨和软骨之间、鼻骨下方鼻中隔软骨内。主要表现为鼻部肿胀畸形,视囊肿大小而症状各异,如位于鼻梁上段,过大的囊肿可使眶距变大或眉间隆起;如囊肿位于鼻中隔内,则双侧鼻腔内侧壁膨隆,呈明显的鼻阻塞症状;如为瘘管,挤压瘘口周围可见有皮脂样物自瘘口溢出。囊肿或瘘管如反复感染,则局部红肿,甚至可见疤痕形成。

(二)诊断

根据病史、症状,结合局部检查可基本确定诊断。囊肿穿刺可抽出油脂样物;有瘘管者,可以行探针探查或碘油造影,以明确其位置、范围及走向。若畸形病变有向颅内侵犯倾向,则需行 CT 扫描或颅脑 X 线造影检查,以排除其他类似病变如脑膜脑膨出。

(三)治疗

应行手术彻底切除囊肿或瘘管组织。婴幼儿最好采用气管内插管全麻手术,成人一般采用局麻即可。如病变范围较小,宜早期手术,以免范围变大,影响面容;如手术范围较大,位置较深,手术反而影响面骨发育,则可将手术酌情延期至 5 岁以后;如合并感染,应先行抗感染治疗,待炎症控制后再行手术。若有瘘口,术前应自瘘口注入亚甲蓝,以期在术中作病变标识。手术操作:①自鼻背正中直线切口,或做梭形切口,沿囊壁或瘘管四周分离,直到囊肿或瘘管根部,将其完整切除,缝合皮肤切口即可。②若囊肿或瘘管与骨膜粘连较紧,或已穿通鼻骨,应连同骨膜或部分鼻骨一并切除,以防复发。③若囊肿或瘘管已深入鼻中隔内,或呈哑铃状,可行鼻中隔黏膜下切除术,将囊肿和瘘管切除。④若切除组织范围较大而遗留缺损,可行自体骨植入和皮片移植修复。⑤若囊肿或瘘管延伸至颅腔,则可采用颅面联合手术完整切除。

六、鞍鼻

鞍鼻是指鼻梁平坦或凹陷呈马鞍状,致使鼻的长度缩短,鼻尖上翘,重者鼻孔朝天,鼻唇沟加深。其为一较常见的鼻部畸形,常有家族遗传特点。先天性者多系发育异常或孕期母亲感染梅毒所致。

(一)临床表现

患者常感鼻塞及鼻腔干燥不适。患者鼻部外观主要呈塌陷畸形,并根据塌陷程度分为三度。

(1)Ⅰ度:鼻梁轻度凹陷,症状轻微。

(2)Ⅱ度:鼻梁明显塌陷,前鼻孔微朝上仰。

(3)Ⅲ度:鼻梁塌陷极为明显,前鼻孔朝向前方,鼻尖朝上。严重者,其面部中央因发育不良而下陷,呈"蝶形脸"畸形。先天性者多属上度。

(二)治疗

整形术是其根本性治疗方法,但18岁以下者不宜行此手术,因其面部尚未发育定型。若过早手术,术后仍可发生畸形。根据患者的具体情况,可选择不同的充填材料,主要有自体肋软骨、髂骨、医用硅橡胶、聚乙烯等,术前应先将其塑形成形状合适的矫形模。具体手术操作步骤如下所述。

(1)麻醉:多采用局部麻醉,复杂性手术可采用全身麻醉。

(2)切口:根据鼻梁及鼻小柱塌陷的类型,可于鼻低部做蝶形、"V"形、"Y"形等切口,或采用鼻小柱正中垂直切口、前鼻孔缘切口及上述几种切口的变通或结合形式作为手术进路。

(3)分离鼻背皮下组织:循上述切口,分别以小而细的组织剪、小圆刀及蚊式钳等器械,在鼻背板及鼻骨前面自下而上,先后做锐性及钝性潜行分离,直到将鼻背部的皮下组织分离成囊袋状,其上界需超越畸形区。

(4)置入矫形模:将事先准备好并经严格消毒的矫形模,置入已分离好的鼻背部皮下组织囊袋内。此时应注意反复修磨矫形模,直至确定畸形矫正满意后,方可缝合切口。

(5)固定矫形模:切口缝好后,两侧鼻腔内可酌情填塞凡士林纱条或碘仿纱条。用打样胶或纱布适当加压固定鼻背部,以防矫形模移位。

术后应取半坐位休息,使用抗生素预防感染。48小时内限制患者头部活动;48小时后宜取出鼻腔内凡士林纱条,碘仿纱条填塞时间可适当延长。

对于严重的鞍鼻畸形并伴发面中1/3发育不良、蝶形脸畸形者可采用改进的手术方法及上齿槽植骨等复杂手术,以全面矫治畸形。由我国张涤生、周丽云设计的复杂型鞍鼻修复法,效果极佳,在国际上亦备受推崇。

术后除可发生感染、血肿、偏斜等并发症外,最常见的是矫形模脱出,多因矫形模过大,置入后鼻尖部皮肤张力过大,或于分离组织时未贴近软骨及骨部,以致囊袋处皮肤太薄,血运差,局部坏死所致。多见于硅橡胶假体支架,唯一的处理办法就是取出支架,重新放入自体髂骨或肋软骨。

除上述外鼻先天性畸形外,尚有缺鼻、钮形鼻、先天性鼻尖畸形、鼻赘、鼻小柱过宽畸形及额外鼻孔等,因临床相对少见,于此不做叙述。

第三节　鼻孔畸形

一、前鼻孔闭锁及狭窄

前鼻孔闭锁及狭窄多由外伤及后天性疾病的破坏性病变所致,属先天性者少见。

(一)病因

1.后天性

造成后天性前鼻孔闭锁及狭窄的病因主要有鼻部外伤、炎性疾病及皮肤病等。如患者本身为瘢痕体质者则尤甚。

(1)鼻部的各种外伤:如鼻底部的裂伤、化学性腐蚀伤、烧伤或烫伤等。

(2)鼻部的特种感染:即鼻部的某些特殊传染病,如梅毒、麻风、鼻硬结症和雅司病等。

2.先天性

在胚胎正常发育的第2～6个月期间,鼻前孔暂时为上皮栓所阻塞,若6个月后上皮栓仍不溶解消失或溶解不完全,形成膜性或骨性间隔时,将导致先天性前鼻孔闭锁及狭窄,但少见。

(二)症状

鼻塞几乎是唯一的症状,并且与其闭锁或狭窄的程度成正比。

新生儿若患先天性双侧前鼻孔闭锁时,则病情危重:其一,新生儿多不会用口呼吸,可发生窒息;其二,因哺乳困难,导致严重营养障碍;其三,极易误吸,可致吸入性肺炎。该闭锁多为膜性,厚2～3 mm,位于鼻缘向内1～1.5 cm处,中央若有小孔则可稍微通气。

(三)治疗

对新生儿先天性双侧前鼻孔膜性闭锁,先以粗针头刺破闭锁膜,再置一短塑料管并妥善固定,以作扩张之用;对后天性者,可行前鼻孔整形术。手术方法如下。

1.术前注意事项及准备

(1)原发病变未愈或面部及上呼吸道有急性化脓性感染者,不宜实施手术。

(2)鼻腔及鼻窦有普通炎性疾病时,应先予以适当治疗后再行手术。

(3)术前准备2处皮肤:一为手术区域及其附近;二为大腿内侧皮肤。

(4)术前约30分钟,口服苯巴比妥,需全麻者皮下注射阿托品。

(5)预先选择几种不同直径的硬硅胶或塑料短管消毒备用。

2.麻醉

成人多用局部浸润麻醉或酌情加用面部的神经阻滞麻醉,可仿鼻小柱整形术,幼小患者或不宜局麻者可用全麻。

3.操作步骤

(1)体位:平卧,肩下垫枕,头后仰。头部可略高于下半身。

(2)切口:在相当于鼻缘处,右侧作近似∠形切口,左侧则反之。彻底切除鼻前庭内的瘢痕组织(图4-4),充分扩大前鼻孔并形成移植床,暂以纱条填压止血。

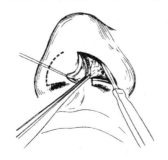

图 4-4　切口及切除鼻前庭内瘢痕组织

(3)准备皮片管:取大腿内侧的替尔或厚断层皮片,裹衬于已备好的管径适宜的胶管上,皮片边缘对缝数针,使成为创面向外的皮片管,两端缝于胶管上作固定(图 4-5)。在皮片管上缘先缝留长线 2～4 针,将缝线尾部绕管口上端从管内引出,以便插入时牵引皮片管,使其上缘不致翻卷(图 4-6)。

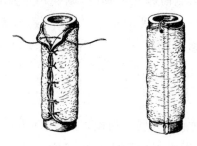

图 4-5　皮片准备法

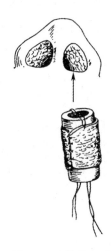

图 4-6　皮片植入法

(4)植入皮片:将皮片管经新前鼻孔置于移植床上,皮片管下缘与前鼻孔创缘间断缝合,均留长线端,以便捆扎环绕鼻缘的碘仿纱条,使其保护创缘。妥善缝固扩张胶管以防滑脱(图 4-7)。胶管内填以碘仿或凡士林纱条。

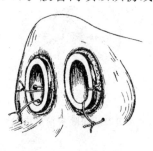

图 4-7　皮片固定法

4.术后处理

术后须注意应用抗生素。24～48 小时后更换胶管内纱条。管内不填塞纱条后,可滴入抗生素类药液。5～7 天拆线。为防止鼻前孔发生瘢痕收缩,胶管须持续放置不应少于半年。

二、后鼻孔闭锁

本病为严重鼻部畸形,属家族遗传性疾病。多数学者认为先天性后鼻孔闭锁是在胚胎 6 周时,颊鼻腔内的间质组织较厚,不能吸收穿透和与口腔相通,构成原始后鼻孔而成为闭锁的间隔,此间隔可为膜性、骨性或混合性,闭锁部间隔可以菲薄如纸,也可厚达 12 mm,但多在 2 mm 左右。其间亦可形成小孔,但通气不足,称为不完全性闭锁。闭锁间隔的位置分为前缘闭锁和后缘闭锁两种,常位于后鼻孔边缘软腭与硬腭交界处,向上后倾斜,附着于蝶骨体,外接蝶骨翼内板,内接犁骨,下连腭骨。闭锁间隔上下两面皆覆有鼻腔黏膜。

(一)临床表现

双侧后鼻孔闭锁患儿出生后即出现周期性呼吸困难和发绀,直到 4 周以后逐渐习惯于用口呼吸。但在哺乳时仍有呼吸困难,须再过一段时间才能学会交替呼吸和吸奶的动作。因此出生后有窒息危险和营养不良的严重后果。

儿童及成人期患者主要症状为鼻阻塞,睡眠时有鼾症和呼吸暂停综合征,困倦嗜睡,关闭性鼻音,并有咽部干燥、胸廓发育不良等。单侧后鼻孔闭锁患者不影响生命,长大以后只有一侧鼻腔不能通气,并有分泌物潴留于患侧。

(二)诊断

凡新生儿有周围性呼吸困难、发绀和哺乳困难时,就应考虑本病,可用以下方法确诊。

(1)用细橡胶导尿管自前鼻孔试通入鼻咽部,若进入鼻咽部不到 32 mm 即遇到阻隔,检查口咽后壁看不到该导尿管,即可诊断后鼻孔闭锁。须注意排除导尿管太软、方向有误,以致该管在鼻腔内蜷曲而达不到后鼻孔。

(2)用卷棉子自前鼻孔沿鼻底伸入,可以探测间隔的位置和性质。

(3)将亚甲蓝或 1% 甲紫液滴入鼻腔,1～2 分钟后观察口咽部是否着色,若无着色可诊断为本病。

(4)将碘油慢慢滴入鼻腔,行 X 线造影,可显示有无后鼻孔闭锁及其闭锁深度。

(5)鼻内镜检查此法不但可以诊断本病,而且可以排除先天性鼻内脑膜-脑膨出、鼻息肉、腺样体肥大、鼻咽肿物、异物、瘢痕性狭窄及鼻中隔偏曲等造成鼻阻塞的原因。

(三)治疗

1.一般紧急措施

新生儿降生后,若确诊为双侧先天性后鼻孔闭锁,应按急诊处理,保持呼吸通畅,防止窒息,维持营养。可取一橡皮奶头,剪去其顶端,插入口中,用布条系于头部固定,以利经口呼吸,并可通过奶头滴入少量乳汁,待患儿已习惯口呼吸时方可取出口中奶头(图4-8)。最好有专人护理,以防窒息,并应注意营养摄入。

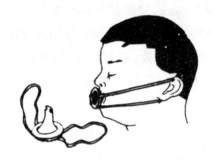

图4-8 先天性后鼻孔闭锁急救

2.手术治疗

用手术方法去除闭锁间隔,有经鼻腔、经腭、经鼻中隔、经上颌窦4种途径,应根据患儿年龄、症状程度、间隔性质与厚度以及全身情况而定。为了安全,以先作气管切开术为宜。

(1)鼻腔进路:适用于鼻腔够宽,能够看到闭锁间隔者,膜性间隔或骨性间隔较薄者,新生儿或患儿全身情况较差而急需恢复经鼻呼吸者。

麻醉:儿童用全身麻醉,成人用局部表面麻醉。

切口:左侧鼻腔间隔作"["形切口,右侧鼻腔作"]"形切口,分离黏膜,露出骨面。

切除间隔:用骨凿、刮匙或电钻去除骨隔,保留骨隔后面(咽侧)黏膜,以覆盖外侧骨创面。术中须切除鼻中隔后端,以便两侧造孔相贯通。造孔大小以能通过食指为宜。然后放入相应大小的橡皮管或塑料管,或以气囊压迫固定,留置时间视间隔性质而定,膜性间隔两周即可,骨性间隔则须4~6周。为了防止再次狭窄,可于一年内定期进行扩张术。此种手术若在纤维光导鼻内镜下进行则更方便。

对新生儿可用小号乳突刮匙沿鼻底刮除,在骨隔处用旋转刮除法去除骨隔至足够大小,后面黏膜仍须保留,可行十字形切口,用橡皮管自鼻咽逆行拉出,以固定黏膜瓣于骨面上。

采用鼻腔进路,在术中需注意避免损伤腭降动脉、颅底及颈椎。

(2)经腭进路:优点是手术野暴露良好,可直接看到病变部位,能将间隔彻底切除,并可充分利用黏膜覆盖创面,适用于闭锁间隔较厚者。

体位及麻醉:患儿仰卧,头向后伸,用0.1%肾上腺素棉片塞于鼻腔深部闭锁间隔前壁,再于硬软腭交界处注入少量含肾上腺素的1%普鲁卡因,以减少术中出血,经气管切开给全身麻醉。

切口:作 Owens 硬腭半圆形切口,切开黏膜,切口两端向后达上颌粗隆。分离黏骨膜瓣至硬腭边缘。

硬腭后缘显露后,用粗丝线穿过已游离的黏骨膜瓣,以便向后牵引。

去除闭锁间隔:分离硬腭后面(鼻底面)的鼻底黏膜,用咬骨钳去除患侧腭骨后缘部分骨壁,即可发现骨隔斜向蝶骨体,分离骨隔后面黏膜,凿除骨隔,然后再于犁骨后缘按鼻中隔黏骨膜下切除的方法去除一部分犁骨,使后鼻孔尽量扩大,保证通畅。骨隔前后和鼻中隔后端黏膜可以用于覆盖骨面。

缝合切口:将硬腭切口的黏骨膜瓣翻回复位,用细丝线严密缝合,其下方接近软腭处若有撕裂,也应严密妥善缝合,以免术后穿孔。最后经前鼻孔置入橡皮管或塑料管,固定修整后的鼻内黏膜,4周后取出橡皮管,预约定期随访。若有后鼻孔术后粘连,应及时处理,必要时可进行扩张。

(3)经鼻中隔进路:此法仅适用于治疗成人后鼻孔闭锁。单侧、双侧、膜性、骨性皆可使用。

体位和麻醉:同鼻中隔黏骨膜下切除术。

切口:用 Killan 切口,或稍偏后作切口。

剥离黏骨膜:范围要尽量扩大,特别是向上、向下剥离的范围要大,可包括双侧鼻底黏膜,以便向后扩大视野。

切开鼻中隔软骨,剥离对侧鼻中隔黏骨膜,范围要尽量扩大。剥离到后方时,可将鼻中隔软骨和筛骨垂直板去除一部分,发现骨隔时用骨凿去除,直到能看到蝶窦前壁为止。最后经前鼻孔插入橡皮管或塑料管,预防后鼻孔粘连。必要时术后定期扩张。

(4)经上颌窦进路:此法仅适用于成人单侧后鼻孔闭锁,是利用 de Lima 手术,自上颌窦开放后组筛窦,达到后鼻孔区,进行闭锁间隔切除。

第四节 鼻窦畸形

鼻窦畸形是指由于先天或后天的各种原因,导致鼻窦发育出现某些变异甚至异常,且因此而出现不适症状或有病理表现者。虽然严重的外伤或肿瘤压迫、侵蚀等机械性损伤,有时亦可致鼻窦缺损畸形,但本节仅就鼻窦的变异或异常发育予以叙述。

一、病因

导致鼻窦发育出现变异或异常发育的机制目前尚不清楚。一般认为主要有先天性和后天性原因。

(一)先天性原因

主要为胚胎发育障碍所致。表现为单个或多个鼻窦未发育或缺失。可伴有患侧缺鼻畸形。甚至可为单侧或双侧全组鼻窦完全缺失。常伴有颌面部的其他先天性畸形。

(二)后天性原因

可能与内分泌紊乱、炎性感染、局部外伤、营养障碍、气候环境及生活条件等因素,导致松质骨吸收不良或发育受影响有关。内分泌紊乱学说认为,若脑垂体、甲状腺、肾上腺皮质及性腺等有功能障碍时,将明显影响鼻窦的发育:如巨人症者,可有鼻窦过度发育;而佝偻病或侏儒症者,则其鼻窦可发育不良。炎症学说认为鼻窦的气化过程类似于乳突:若自幼即有化脓性中耳炎者,其乳突多有气化不良;若婴幼儿的鼻腔存在炎性感染时,也可影响鼻窦的气化。

二、畸形与变异

不同个体的鼻窦,其所处或深居在颅骨中的位置、窦腔的形状、容积的大小、窦腔的分隔等方面,差异颇大;即使在同一个体,左右两侧鼻窦的状况亦不尽相同。鼻窦通常较易出现的变异大致有:①鼻窦仅部分发育、完全未发育或缺失。②左、右窦腔的容积大小不一,甚至有数十倍的差异。③鼻窦过度发育、扩伸至通常情况下所不能到达之颅面骨区域。④鼻窦的正常间隔缺如或出现异常间隔等。

鼻窦的许多变异,往往是在行健康体检、鼻部的其他手术或行尸体解剖时,于无意中偶然发现。在此之前,患者无明显或完全未曾有过与鼻窦有关的不适症状。若鼻窦虽有上述变异,但确无任何临床症状或病理表现时,与其说是"畸形""异常",不如说是生理性变异。只有当出现临床症状时,方为异常或畸形。

三、临床意义

之所以要重视鼻窦的变异,是因为确有少数鼻窦存在变异者,出现不适症状,经施行相应手术后,症状缓解或消失;须充分认识鼻窦变异的意义,还在于用以指导临床实践,以免于诊断、治疗及手术操作过程中,因鼻窦的解剖变异而发生错误或意外。以下就各鼻窦的异常发育或变异分别阐述。

(一)上颌窦的异常发育或变异

上颌窦的异常发育或变异主要表现为上颌窦发育不全或缺失、鼻窦过度发育及向不同的方向扩伸、左右窦腔容积不相等或外观不对称等。

1.上颌窦发育不全或缺失

上颌窦缺失者极为少见,且多伴有患侧缺鼻及面颊部深凹,左右面颊部不对称等;双侧上颌窦不发育者则更为少见。

2.上颌窦腔过度发育

过度发育的上颌窦窦腔可向其四周扩伸。如向上颌骨额突、颧突、腭骨眶突及牙槽突等方向扩伸,分别形成额突窦、颧突窦、眶突窦和牙槽隐窝。

3.上颌窦腔的异常间隔

临床上有时可于术中发现患者的上颌窦腔有异常间隔,将其分隔成两个或多个窦腔。异常间隔者中,约半数以上为垂直间隔。此外尚有水平间隔、斜行间隔及不完全间隔等。单一的垂直间隔,若呈冠状分隔时可将上颌窦腔分为前后两个腔;倘呈矢状分隔,则可将上颌窦腔分为内外两个腔。外腔为密闭腔或偶有小孔通向内腔;而内腔多通向中鼻道。

(二)额窦的异常发育或变异

鼻窦易发生变异者,首推额窦。表现为额窦发育不全或缺失、两侧窦腔的容积不等甚至相差悬殊、额窦过度发育扩伸、额窦中隔偏斜或出现异常分隔而致多窦腔等。

1.额窦发育不全或缺失

如前所述,上颌窦发育不全者极为少见,而额窦发育不全者则较为常见。额窦前壁甚厚,其窦腔可小如蚕豆,容积可不足 1.0 mL;细小的额窦腔常位于眼眶的内上角。小额窦亦可呈裂隙状位于厚实的额骨深处。一侧或两侧额窦完全不发育者,则仅有其厚实的额骨,称为额窦缺失,临床上亦有所见及;X线检查或CT扫描时可见额窦区骨质密度与其周围一致。

2.额窦过度发育

发育过度的额窦,其容积可在40 mL以上;过度气化的额窦,向上可达额骨鳞部较远处;可同时经眶上或眶顶之后向两侧扩伸,少数可扩伸至蝶骨大小翼或颧突;向深部可达筛骨、蝶窦前壁和/或鸡冠;向前下可延至鼻骨上部或上颌骨额突等处。临床上可见到额窦过度发育者,可同时有脑发育不全或脑萎缩。在额窦手术中,对于出现额窦过度发育者须注意如下几点:

(1)额窦过度发育者,其窦腔各壁常可有骨嵴突起,后者于窦壁上形成不规则的小窝或壁龛,有时则可呈封闭的气房状。术中须予以开放,以利于术后引流。

(2)额窦异常扩大者,其窦腔的后壁或下壁常变得极为菲薄甚或缺损,窦壁黏膜与脑膜或眶内组织直接贴合,术中剥离黏膜时倘若不小心,易误入颅内或眶内;窦内的感染也易向颅内或眶内扩散。

(3)若额窦气化扩伸至鸡冠,有时嗅球可呈嗅嵴状隆起于窦内,手术时对此种情况须倍加小心,以免损伤。

(4)如额窦气化向筛骨扩伸,可有一骨管横跨于额窦内,该骨管内有筛前神经和血管穿行。手术时不可伤及该骨管。

3.额窦中隔偏斜

额窦异常发育,可出现中隔偏斜。后者可使得两侧窦腔的容积有4～5倍之差异,多为中隔的上部明显偏向一侧。若健康的大窦在额部浅面占据整个额区,而有病变的小窦在其深面,手术时,需经过大窦方可再入小窦。

4.额窦的多间隔变异

额窦腔内完全或不全的多间隔变异,多在额窦腔过度扩伸时,因其板障较为坚实而不能被完全吸收所致。亦有学者认为:多窦腔额窦畸形,实为筛窦的筛房异常发育,突入额骨的鳞部所致。额窦可被分隔成3个以上的窦腔,甚至可多达5～6个窦腔;其间可有小孔互相沟通,形成多房性额窦,且各自有其开口通向中鼻道。

(三)筛窦的异常发育或变异

筛窦异常发育或变异主要表现为筛窦气房在数目上存在个体差异,或多或少,因人而异,即气房可为3～17个;而筛窦发育不全或缺失者则极少见。此外,尚可有过度发育的筛房向其四周扩伸,如向额骨眶上板扩伸,可形成筛额气房,感染时较难与额窦炎鉴别;如向额窦底部扩伸,则可形成额筛泡,行额窦手术时易误入此泡;若向上颌骨眶下板扩伸时,可形成筛上颌气房,感染时症状与上颌窦炎相似;若向蝶窦或蝶骨大、小翼扩伸时,可形成筛蝶气房,感染时症状颇似蝶窦炎;若向腭骨眶突或翼板扩伸时,可形成筛腭气房;向泪骨部突伸时,则可形成筛泪气房;向鼻甲气化时,可形成筛甲气房,或称为泡状鼻甲或鼻甲泡,多为中鼻甲,极少数泡状鼻甲可位于下鼻甲。

因筛窦过度发育,极少数患者的筛房可超出筛骨范围,突向较重要或甚为危险的区域,如眼眶或颅底等部位。当筛房所突向之处的骨壁极其菲薄甚至缺失,直接与眶骨膜、视神经、脑膜或海绵窦等部分或完全相接触时,尤应注意。尽管这类患者为数不多,但仍须有所认识或准备,以免在行鼻窦手术过程中不慎造成严重并发症。

(四)蝶窦的异常发育或变异

蝶窦的异常发育或变异主要表现为窦腔过度发育、蝶窦中隔偏斜或多间隔、蝶窦发育不全或缺失等。

1.蝶窦过度发育

蝶窦所处的解剖部位极为重要。当蝶窦过度发育时,其与颅前、中、后窝的相距会更加接近,并且与颈内动脉、海绵窦、视神经、翼管神经、蝶腭神经节以及途经眶上裂的Ⅲ、Ⅳ、Ⅴ、Ⅵ对脑神经的关系会更加密切。一旦蝶窦发生病变,将有可能累及到上述重要的血管和神经组织,从而出现各种并发症或综合征,如外展神经麻痹、单眼或双眼失明、蝶腭神经节综合征、眶尖或蝶裂综合征、海绵窦综合征、垂体综合征等。

有时颈内动脉和海绵窦形成蝶窦侧壁的外界。当蝶窦过度发育以致窦腔骨壁菲薄如纸甚至缺如,此时,颈内动脉可膨突于窦腔内,当经鼻行垂体手术时,须注意防止损伤此类变异。

2.蝶窦间隔变异

蝶窦间隔变异大致有蝶窦间隔缺失、偏斜及出现异常的多间隔等。蝶窦中隔缺失者,其两侧窦腔合为一窦,仅有一个开口通向鼻腔,有学者认为此属一侧窦腔过度发育,致使另外一侧未发育之故。当蝶窦中隔斜向一侧时,其宽侧窦腔的容积可为窄侧的3～4倍。变异的蝶窦间隔可呈水平位或呈冠状面垂直位,而将蝶窦分成呈上下或前后的腔隙。若出现多间隔变异,蝶窦便被分隔成多个窦腔。

3.蝶窦发育不全或缺失

不同个体的蝶窦,可呈多种类型发育,其中蝶窦未发育者较为少见。据部分学者曾观察 100 个解剖标本,发现蝶窦完全不发育者仅为 1%。

第五节　先天性鼻部脑膜脑膨出

先天性鼻部脑膜脑膨出是指胚胎期部分脑膜及脑组织经鼻部附近颅骨发育畸形的颅骨缝或骨缺损处膨出颅外至鼻部的一种先天性疾病。此病多见于亚洲及非洲,欧美少见,发病率为 1/(5 000～10 000),男性多于女性。

一、病因

确切病因不明。多数学者认为系胚胎发育期间,神经管发育不全及中胚层发育停滞导致颅裂,部分脑膜及脑组织经颅裂或尚未融合的颅骨缝疝至颅外所致。

二、病理

根据膨出程度及膨出物包含的组织不同,可分为含脑膜及脑脊液的脑膜膨出;含脑膜及脑组织的脑膜脑膨出;除上述之外,若连同脑室前角亦膨出颅外者,即称为脑室脑膨出。临床上按膨出部位不同可分为鼻外和鼻内两型,鼻外型膨出物经鸡冠前之前颅窝底疝出于鼻根或内眦部、鼻内型膨出物经鸡冠后之前颅窝或中颅窝疝出至鼻腔、鼻咽、球后或翼腭窝(图 4-9、图 4-10)。其中鼻外型较鼻内型者多见。也有人根据膨出物的具体颅底疝出部位细分为囟门型(又称额筛型)和基底型(又称颅底型)。前者在临床上主要表现为鼻外型。包括鼻额型、鼻筛型和鼻眶型;后者则包括鼻腔型、蝶咽型、蝶筛型、蝶眶型及蝶上颌型等。组织镜检从外至内依次为皮肤或黏膜,皮下或黏膜下组织、硬脑膜等。其所形成的囊内均包含脑脊液,较重者同时包含脑组织。

三、临床表现

(一)鼻外型

患儿出生后即发现外鼻上方近中线的鼻根部或稍偏一侧的内眦部有圆形囊性肿物,表面光滑,随年龄而增大。肿物表面皮肤菲薄但色泽正常,有透光感,触之柔软,可触及同脉搏一致的搏动感。患儿啼哭或压迫颈内静脉时肿物张力增高,体积增大,但若骨缺损较小,则此种表现不典型。肿物位于双眼之间,可使鼻根部变宽,眼距增大,形成所谓"眼距加宽征"。

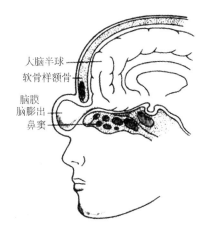

图 4-9　鼻外型脑膜脑膨出

小额叶脑组织、脑脊液及硬脑膜经鼻额囟膨出

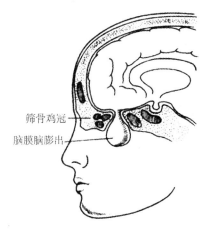

图 4-10　鼻内型脑膜脑膨出

额叶脑组织、脑脊液及硬脑膜经筛骨筛状板膨出至鼻腔内

(二)鼻内型

新生儿或婴幼儿鼻不通气,哺乳困难,检查发现单侧鼻腔或鼻咽部有表面光滑的圆形肿物,根蒂位于鼻腔顶部,应考虑到鼻内型先天性脑膜脑膨出。若肿物破溃则有脑脊液鼻漏。但出现此症状的年龄往往较大甚至到成年始发,继发感染则多表现为发作性脑膜炎。

对于不能辨明病变性质,而又不能除外本病者,应慎做或禁做活检,必要时可在严格消毒的情况下行局部试穿,若取得脑脊液可确定论断,但有发生脑脊液鼻漏和继发感染引起脑膜炎的危险。因此不能作为常规检查。

四、诊断与鉴别诊断

根据病史及上述临床表现,如外鼻、鼻腔或鼻咽可见圆形光滑肿物,且伴水样鼻漏,应高度怀疑本病,借助其他辅助检查可进一步确诊。华氏位 X 线片,可见前颅窝底骨质缺损或筛骨鸡冠消失,新生儿颅骨钙化不全等;CT 或 MRI 等检查可进一步明确脑膜脑膨出的大小、确切位置及内容物等。

临床上应注意与鼻息肉、额筛窦黏液囊肿、鼻根部血管瘤、鼻内肿瘤等鉴别,因新生儿、婴幼儿患上述疾病者甚少,结合其临床表现,往往易与本病鉴别。但须与鼻部其他先天性肿物相鉴别,特别是鼻部神经胶质瘤。后者与脑膜脑膨出同属先天性神经源性鼻部肿物,均常见于新生儿,且病因相似,所不同的是部分脑膜脑组织疝出后,其颅底脑膜及颅骨缺损处已在胚胎期自然愈合,所遗留于鼻部的神经组织构成鼻神经胶质瘤,因不与颅内交通,故无波动感,且质较硬。其虽具某些肿瘤特征,但实为先天性异位脑组织,属一种发育异常。

五、治疗

先天性鼻部脑膜脑膨出一经确诊,宜及早手术。因小儿耐受力差,过早手术危险性大,过晚则易因肿物增大致颜面畸形,或因皮肤、黏膜破溃而并发脑脊液鼻漏,且使骨质缺损加大,增加手术难度。手术以2～3岁为宜。手术禁忌证为:①大脑畸形,患儿无正常发育可能者。②膨出物表面破溃,并发感染者,或鼻内型伴发鼻炎、鼻窦炎者。③特大脑膜脑炎、膨出、脑畸形、脑积水同时并存者。

先天性鼻部脑膜脑膨出的手术治疗原则是将脑膜脑组织回纳颅内,不能回纳者可于蒂部切断后切除膨出物,缝合硬脑膜。修补颅底骨质缺损及矫正颅面畸形。手术分颅内法和颅外法,脑神经外科皆用颅内法,而耳鼻喉科多用颅外法或联合手术。鼻内型者亦可采用鼻内镜下经鼻手术。

(一)颅内法

颅内法又分为硬脑膜外法和硬脑膜内法,适于脑膜脑膨出骨缺损区直径大于 2 cm 者。皆在全身麻醉下进行,取发际内冠状切口行额骨瓣开颅术。硬脑膜外法自额骨开窗下缘将硬脑膜与颅底分开至裂孔处,紧贴骨面分离疝囊,自蒂部将疝囊切断,囊内脑组织尽量回送颅内,如回送困难或脑组织变性,可一并切断,蒂部的变性脑组织可部分切除,然后缝合囊蒂断端,封闭硬脑膜。若缺损较大,可用筋膜或腱膜修补。颅底骨缺损可用额骨或硅胶板等代用品修补。将额骨瓣复位、缝合。小型鼻部脑膜脑膨出在封闭颅底骨孔后,膨出物渐缩小,不需再行切除。对较大膨出物,未将其完全回纳颅内且面部隆起明显者,可在 3 个月后再对面部手术切除,并予整形。此法简单,对脑组织压迫轻,但对骨孔位于筛骨鸡冠之后者操作不便。宜行硬脑膜内法。行双侧额部开颅后切开硬脑膜,向后牵开大脑额叶,可见脑组织从颅底骨质缺损处突出于颅外,若囊内脑组织正常,可回纳颅内;若脑组织已变性则行切除,囊内仅剩脑膜;若脑组织与囊壁粘连,可从颅内骨孔切断,将膨出脑组织留于囊内,用筋膜或腱膜修补硬脑膜,颅底缺损用额骨或其他替代品修补。

(二)颅外法修补术

(1)鼻外型脑膜脑膨出颅外修补术适合根蒂较小病变者,可在局麻或全麻下手术。根据膨出物的位置可行眉弓内端及鼻外筛窦手术切口,或膨出物表面梭形切口。游离疝囊壁骨缺损处,游离囊颈,分离和回纳囊内容物,若脑组织与囊壁有粘连可切除部分脑组织。重叠折合缝合囊颈的上、下壁;若囊壁菲薄不适,可用阔筋膜修复硬脑膜,颅骨缺损可用硅胶板等替代品修补。

(2)鼻腔脑膜脑膨出鼻内径路切除修补术仅适于骨缺损较小的鼻内型脑膜脑膨出。多采用鼻侧切口,根据情况向下延长至鼻翼,沿骨面分离眶骨膜。显露纸样板,切除前中筛房。由前部进入鼻腔,显露膨出体。去除蒂部周围筛房,扩大术野,在蒂部结扎切断并将断蒂向颅内还纳,铺盖筋膜,用带蒂鼻中隔黏(软)骨膜瓣或中鼻甲黏骨膜瓣压于筋膜表面。吸收性明胶海绵、碘仿纱条充填鼻腔,缝合面部切口。

(3)鼻内镜下经鼻腔修补脑膜脑膨出,视野清晰,创伤小,手术效果佳,但仅适于病变较轻的鼻内型者。亦可作为其他鼻内型者手术的辅助手段。首先在鼻内镜下做筛窦切除,显露筛顶。找到脑膜脑膨出的具体部位,将膨出物及周围骨质表面黏膜清除干净,可以用双极电凝烧灼,使膨出体缩小或直接切除膨出体。若骨质缺损大,可用自体骨或软骨封闭缺损,用阔筋膜、肌浆或黏膜片封闭、修补缺损部位,吸收性明胶海绵及碘仿纱条填塞鼻腔,7～10天后取出。

(三)手术并发症

(1)脑水肿多见于颅内修补法。因术中额叶脑组织被牵拉或受压所致。表现为患者苏醒后又进入昏迷状态、呻吟、囟门膨隆等。应及早静脉滴注高渗降颅压药和肾上腺皮质类固醇。

(2)颅内感染主要是手术感染,以鼻内径路多见,多与脑脊液鼻漏有关。表现为高热、颈项强直、表情淡漠、呕吐等。应行腰穿,化验脑脊液,并给予足量易通过血脑屏障的抗生素。术中切断膨出物蒂部时结扎,并用碘酊、乙醇消毒,保证无菌,可有效避免感染。

(3)脑脊液鼻漏主要是由颅底封闭组织较薄、颅内压较高所致。宜先保守治疗,无效可行脑脊液鼻漏修补术。术中筋膜铺盖须超过骨缺损区,最好用复合带蒂组织瓣覆盖,加压填塞,或将修剪合适的硅胶板等置于硬脑膜与颅底骨之间,可起到封闭脑膜缺损和支持脑组织的作用。

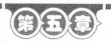

鼻外伤性疾病及鼻出血

第一节　外伤性脑脊液鼻漏

一、脑脊液鼻漏病因分类

脑脊液鼻漏分为外伤性及非外伤性,两者之比约为3∶1。外伤性脑脊液鼻漏又分为颅底冲击伤、火器伤及医源性损伤,这三种脑脊液鼻漏均可表现为急性和迟发性。据 Calcaterra(1980 年)统计,头部外伤并脑脊液鼻漏者占 2%,并发于颅底骨折者占 5%,以颅前窝骨折者最为多见。孙正良(1999 年)报道颅底骨折 286 例,并发脑脊液者 66 例(23.1%),其中发生在颅前底者 59.8%,中颅底者 36%,其他部位 4.7%。筛骨筛板和额窦后壁骨板很薄,并且有硬脑膜与之紧密相连,在外伤时脑膜与骨板同时破裂,则导致脑脊液鼻窦。颅中窝骨折可损伤蝶窦上壁,特别是气化良好的蝶窦,其上壁可发育到颅中窝底部,因此颅中窝底骨折也可发生脑脊液鼻漏。此外,咽鼓管骨部骨折,乳突天盖骨折所造成的脑脊液耳漏,也能通过咽鼓管流到鼻咽或鼻腔,成为脑脊液耳鼻漏。有的患者在伤后一段时期才出现脑脊液漏,即迟发性脑脊液漏,其机制可能是受伤时颅底骨折有裂隙而无明显的硬脑膜破裂,以后颅压受脉搏和呼吸波动影响,硬脑膜逐渐疝入骨折裂隙内,久之则硬脑膜纤维逐渐破裂,形成小孔,而致脑脊液鼻漏;也有认为,血块将破裂的硬脑膜和骨壁封闭,后来血块分解,则脑脊液自鼻流出。自发性脑脊液鼻漏较少见。其原因尚未完全明了。

医源性颅底损伤包括颅底肿瘤的手术或放疗、鼻窦手术、眼眶及视神经减压手术及中耳内耳手术等,均可并发脑脊液鼻漏或脑脊液鼻耳漏。颅底肿瘤手术,如颅底脑膜瘤、垂体瘤、颅咽管瘤以及某些恶性肿瘤等,可因手术时颅底创伤过大,修复不当,而发生脑脊液鼻漏。颅底邻近器官组织病变进行手术治疗时所造成的颅底创伤,多属手术并发症。易发生颅底损伤的手术有额窦手术、筛窦手术、蝶窦手术、眶减压或视神经减压术,鼻咽、翼腭窝及颞下窝手术和某些耳科手术等。鼻窦和颅底的手术所致的外伤性脑脊液鼻漏,据报道发生率为0.9%,这主要取决于病变的部位、范围和手术类型。在这些患者中,多数是在手术中立即发生,少部分患者是在术后一段时间内发生的迟发性脑脊液鼻漏(图5-1、图5-2)。

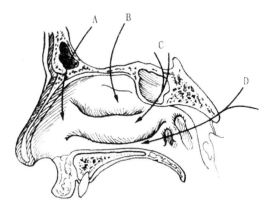

图5-1 脑脊液鼻漏的不同来源

A.来自额窦;B.来自筛顶;C.来自蝶窦;D.来自颞骨中耳的脑脊液耳鼻漏

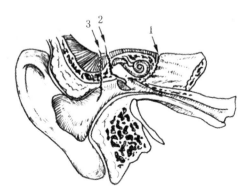

图5-2 颞骨骨折致脑脊液耳漏及耳鼻漏

二、外伤性脑脊液鼻漏的诊断

(一)以下情况应怀疑有脑脊液鼻漏

(1)外伤后即有血性液体自鼻孔流出,其流出液体中心呈红色而周边清澈,或鼻孔流出的液体干燥后不呈痂状者(因脑脊液蛋白含量不高于0.2 g/L)。

(2)鼻孔流出清澈液体,在低头用力、衣领扣紧,压迫颈内静脉等情况下流量增多者。

(3)并发反复发生细菌性脑膜炎者。

(4)鼻腔持续性或阵发性流出清水样液,或自觉有多量液体流入咽喉部,反复吞咽或出现呛咳者。

(5)脑脊液的鉴定:靠葡萄糖定量分析,即在鼻分泌物中葡萄糖含量需在 0.17 mmol/L(3 mg%)以上,如只凭定性诊断,并不可靠。因为葡萄糖过氧化酶灵敏度很高,葡萄糖浓度在 0.027 mmol/L(0.5 mg%)以上可呈阳性,有泪液或微量血液时可造成假阳性而导致误诊。有报道用 β_2 载铁清蛋白免疫固定法诊断最为可靠。

(二)脑脊液鼻漏瘘口定位

脑脊液鼻漏瘘口预测的依据如下。

1.病史、颅底外伤的类型及程度

颅底创伤并脑脊液鼻漏的部位及大小视其创伤作用力的部位,大小及方向而定。当额部受撞击时,易出现额窦后壁、筛板及筛顶骨折脑脊涟鼻漏。当眶颌面受撞击时,易出现筛板筛顶、眶纸样板及视神经管骨折脑脊液鼻漏。当额部侧面、眶骨、颧骨及颞骨受撞击时,易出现颅颌面复合性骨折及蝶骨骨折或颞骨骨折,可出现蝶窦脑脊液鼻漏或脑脊液耳鼻漏。医源性颅底手术损伤多出现在手术部位或其邻近颅底骨质薄弱处。火器伤则根据弹道方向及贯穿伤的部位而定,也可发生在颅底其他部位的对冲伤,出现脑脊液鼻漏和耳鼻漏。

2.周围脑神经功能障碍

单侧嗅觉丧失,多提示颅底骨折脑脊液鼻漏位于筛板。单侧视力障碍,多提示颅底骨折脑脊液鼻漏在蝶窦外壁和上壁,也可能来自最后组筛房的外上壁。眶上神经分布区感觉消失,提示瘘口在额窦后壁。三叉神经上颌支分布区感觉消失,提示瘘口在颅中窝。鼻孔流出的脑脊液流量随头部位置而改变,则提示是从鼻窦而来;来自蝶窦者,此现象更为明显。耳蜗前庭功能障碍、耳聋、耳闷、面瘫、自发性眼球震颤者提示瘘口在颅后窝。

3.确定瘘口常用的检查

(1)影像学检查:常用鼻窦、乳突 X 线照片和鼻颅底及中耳岩部薄层 CT 扫描的检查方法,用以显示骨折部位和鼻窦及乳突内的积液,为瘘口定位提供线索(图 5-3、图 5-4)。

(2)核素扫描:是应用 ECT 技术或称为伽马照相机,进行鼻颅底扫描。患者需先从椎管注射放射性示踪溶液,如[131]I 和其他显示剂,然后侧卧或俯卧在检查台上,应用 ECT 机进行持续动态扫描,如鼻颅底有显影,则提示相应的部位存在脑脊液鼻漏。该方法相对较为敏感,但部分患者脑脊液鼻漏呈现为阵发性,特别是病变较为轻微的患者,或者瘘口较狭小者,脑脊液鼻漏时而发生,时而停止。如果检查时正好脑脊液鼻漏暂时停止,则检查结果呈现假阴性。

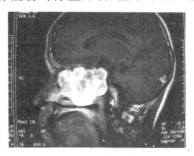

图 5-3　MRI 影像示颅底肿瘤侵犯前颅底及中颅底

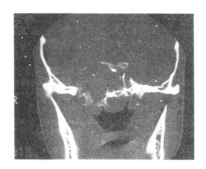

图 5-4　CT 扫描示颅中窝骨质破坏

（3）鼻内镜检查方法:应用鼻窦内镜检查,可以较好地检查出脑脊液鼻漏并进行定位。应选用质量较好的鼻窦内镜及影像系统才能观察到细微的脑脊液鼻漏。如果脑脊液鼻漏不明显,可压迫颈静脉,使颅内静脉及脑脊液压力暂时升高,增加脑脊液鼻漏的流量,以便观察。检查时应结合鼻颅底影像学照片,沿鼻顶前部、后部、蝶筛隐窝、中鼻道及嗅裂至鼻咽部咽鼓管咽口按顺序进行检查,有时微量的清水样脑脊液鼻漏不易观察到,此时可用吸管轻触吸引可疑部位的黏膜,如中鼻道、蝶筛隐窝、后鼻孔及咽鼓管咽口等,采用内镜近距离观察放大图像。如应用变焦显微内镜,则更易观察到微量的脑脊液鼻漏。用吸管轻吸可疑部位鼻黏膜,可使黏膜出现微量出血,如有清水一样脑脊液流出与微量血液混合流动,可较容易被察觉,并可由此追踪,找出瘘口。对脑脊液鼻漏较为明显者,或流量较大者,进行鼻窦内镜检查,要慎重进行,以免引起颅内感染。可在严格消毒做好手术准备的条件下,进行鼻内镜探查,必要时开放前后筛窦或蝶窦,仔细探查鼻额管口、筛顶筛板及蝶窦口,找到瘘口后即进行适当的修补。根据临床经验,进行脑脊液鼻漏修补手术以前,没必要应用内镜试图作瘘口精确定位。可在手术过程中才应用内镜按上述方法探查瘘口,多数可行。

(4)鼻内粉剂冲洗方法:此法是利用脑脊液冲刷鼻内粉剂,从而在鼻内镜下追踪瘘口的部位。先作鼻黏膜表面麻醉并充分收缩,再用磺胺噻唑粉或黏菌素硼酸粉喷于鼻腔内,使黏膜表面形成一层白色薄膜,然后压迫所观测颈内静脉使颅压增高,当脑脊液流出时,可见到流经之处白色药粉被冲去,显出一条粉红色的细线,由此向上追溯观察,便可找到瘘口部位。此法较适宜确定颅前窝瘘口的定位(图 5-5)。

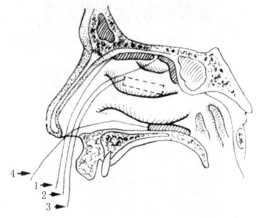

1.鼻顶前部;2.鼻顶后部及蝶筛隐窝;3.中鼻道;4.下鼻道后方

图 5-5　脑脊液鼻漏棉片法定位

(5)椎管内注药法:在鼻黏膜收缩和醉后,用 4 块棉片分别放于鼻顶前部、中鼻道、鼻顶后部及蝶筛隐窝和下鼻道后方。按常规行腰椎穿刺,放出脑脊液10 mL,再注入着色剂 0.5 mL,30 分钟后依次取出 4 块棉片观察。若鼻顶前部棉片着色,则提示瘘口在筛骨筛板;中鼻道棉片着色,提示瘘口在额窦;鼻顶后部及蝶筛隐窝棉片着色,提示瘘口在后组筛窦或蝶窦;下鼻道后方棉片着色,提示脑脊液来自咽鼓管。所用的着色剂有靛胭脂、亚甲蓝和 5% 荧光素钠。但必须注意的是,有报道认为这些药物对神经组织都有刺激性,有的患者可能在此项检查后发生视神经萎缩、下肢瘫痪、偏瘫、痴呆以及无菌性脑膜炎等并发症,尤以荧光素椎管内注射最为严重。有报道用 5% 荧光素钠数小时后,发生癫痫状态、昏迷、高热等险情。况且此法对严重的脑脊液鼻漏不能起到瘘口定位作用,因鼻腔内所放的 4 块棉片,可同时皆被荧光素染成黄色,失去鉴别指标。这些经验值得确定采取此项检查时慎重考虑。

(6)CT 脑室造影法：采用低黏度、非离子性、对神经组织无毒性反应的泛甲糖胺水溶性造影剂经腰椎穿刺或颈椎 $C_1 \sim C_2$ 穿刺注入蛛网膜内 $5 \sim 8$ mL。然后令患者保持头低脚高位 $45° \sim 60°$，$1 \sim 2$ 分钟，使此显影剂由重力作用流入颅底脑池，即开始自冠状面自蝶鞍区至额窦前壁 CT 扫描，和眶耳轴位 CT 扫描，每 4 mm 为一层面。为了便于发现瘘口，最好注入显影剂之前另作一次 CT 扫描以资比较。此法对蝶鞍或蝶窦的瘘口定位较为准确可靠。

(7)鼻内镜荧光检查方法：检查时先用少量荧光素钠注入椎管内，然后再用一种特殊蓝光源(也称 D 光源)连接鼻窦内镜检查鼻腔、鼻窦和颅底，如有淡黄色的荧光液体流出，即提示该处有脑脊液鼻漏。此法准确性相对较高，即使仅有微量的脑脊液鼻漏，也能较灵敏地查出。其缺点是设备较为昂贵，必须进行椎管内注射荧光素，有可能引起神经组织刺激反映。

三、外伤性脑脊液鼻漏的治疗

脑脊液鼻漏随时可引起颅内感染，因此及早进行有效治疗十分重要。

(一)保守治疗

如果创伤比较轻微，颅底硬脑膜损伤裂口较小，经过有效的保守治疗，部分可以逐渐愈合。疗法主要包括降低颅内压，预防感染，促使瘘口自然愈合。具体方法是：嘱患者取半坐位，限制饮水量和食盐量，避免用力咳嗽、擤鼻，防止便秘，适当应用抗生素，特别注意应用能透过血脑屏障的广谱抗生素，如青霉素、氯霉素等。如此保守治疗观察 2 周至 2 个月，部分脑脊液鼻漏患者可逐渐愈合。如在观察期间，脑脊液鼻漏的量逐渐增多或并有脑膜炎、颅内积气等症状时，应尽早行手术治疗。卜国铉介绍一种鼻内药物腐蚀疗法，适用于瘘口在筛骨筛板流量较少的脑脊液鼻漏，经治疗 20 例，有 18 例成功。在鼻黏膜表面麻醉下，经内镜确定瘘口部位后，用卷棉子蘸少许 20% 硝酸银，在明视下涂于瘘口边缘的黏膜上，造成创面，促使瘘口肉芽生长。涂药后再按上述方法保守治疗，多数可以治愈。也有采用腰椎穿刺持续引流术，治愈外伤性和手术后脑脊液鼻漏的报道。

(二)手术治疗

1.适应证

(1)颅底损伤较为严重，脑脊液鼻漏流量较大者。

(2)脑脊液鼻漏伴有气颅症、脑外伤出血及颅内异物。

(3)经采用保守疗法、涂药疗法无效者。有个别患者，脑脊液鼻漏治疗未愈，且长期出现微量鼻漏，而未发生颅内感染。当对这种情况不能掉以轻心，因为一且出现感冒或上呼吸道感染,均随时有可能并发颅内感染,如细菌性脑膜炎。因此,应采取积极方法进行手术治疗。

(4)脑脊液鼻漏并发化脓性脑膜炎,经积极治疗不见好转者。

2.手术方法

(1)颅内修补法:此法适应于急性外伤性脑脊液鼻漏如开放性和闭合性的脑挫伤,脑组织损伤,有脑组织脱出,硬脑膜撕裂、颅脑血肿及异物等。凡处理脑外伤时,如发现颅底有脑脊液瘘口,均应立即修补,如额窦有碎骨片、异物、骨髓炎及额窦炎的,则不宜经鼻修补,而应以颅内修补为宜。颅内修补法又可分为硬脑膜外及硬脑膜内两种。硬脑膜外方法适用于修补颅前窝的瘘口,损伤性较小,但对迟发性脑脊液鼻漏及曾有脑膜炎反复发作者,因颅底与硬脑膜粘连,分离时易使硬脑膜撕破,遇此情况,应当以硬脑膜内修补为宜。

颅内修补法的缺点是:容易损伤嗅神经、寻找瘘口比较困难,尤其对蝶窦上壁及后壁处的瘘口不易看清,操作困难。Calcaterra 所报道的 19 例颅外法修补术中有 7 例是经颅内修补后失败的,其他资料也有报道失败率为 27%。

术前准备同颅前窝开颅手术。一般采用冠状切口,切开皮肤、皮下组织和骨膜,将皮瓣翻向下方达眉弓,在额窦上方,用骨钻钻孔,钻成双侧额骨瓣,翻向外方,留颞侧骨膜作为骨瓣的蒂部,仔细剥离颅前窝硬脑膜,向后牵引,寻找颅底的瘘口及碎骨片,发现硬脑膜裂口,即用丝线紧密缝合;颅底的瘘口用肌肉块填上,放回硬脑膜,额骨瓣复位,缝合皮下组织和皮肤,不置引流、包扎;术后头高卧位,醒后改为半卧位,限制液体摄入量,预防便秘,用有效广谱抗生素以防感染。颅内修补方法也有多种改良的术式,如颅底损伤较为严重,硬脑膜缺损较大,可应用阔筋膜或颞筋膜修补,也可应用人工硬脑膜进行修补。比较好的方法是,制作带蒂的额窦骨膜瓣,蒂部位于近眉弓处,经分离颅前窝硬脑膜后,清理颅底创面,将带蒂额骨膜向内放入覆盖于破损的前颅底上,然后再将修补破损的硬脑膜复位,其覆盖面可用医用胶或蛋白胶粘着。用此方法结合颅底重建法可对前颅底较大的损伤进行可靠修补。

(2)颅外修补法:颅外修补法采用经鼻或经乳突的进路,术野比较狭小,有一定的难度,但对颅脑损伤很轻,尤其对治疗来自蝶窦的脑脊液鼻漏,其效果远胜于开颅修补,对瘘口不能确定而必须探查时,经额筛蝶窦开放术的损伤性比开颅探查要轻,对脑脊液耳鼻漏行中耳乳突探查术,也比颅中窝和颅后窝探查术损伤要小,但颅外修补法不适用于急性颅脑外伤并发脑脊液鼻漏的治疗,尤其是需要开颅手术处理颅内病变的患者。

脑脊液鼻漏颅外修补法又可分为鼻外法和鼻内法。

鼻外法脑脊液鼻漏修补术：即采用鼻外开筛的方法进行前颅底脑脊液鼻漏修补,此法术野相对较大,可结合鼻内手术,适用于额窦和筛窦等处脑脊液鼻漏的治疗。瘘口未确定者,可用此法探查。瘘口在岩部的脑脊液耳鼻漏,则需采用耳科手术探查修补。①额窦脑脊液鼻漏修补法：根据额窦前壁骨板完整情况和整形需要,可作美容切口和冠状切口,后者是用于额窦前壁完整者,可作骨板成型额窦开放术时选用。术中充分显露额窦后壁,去除额窦后壁黏膜,在瘘口处扩大并去除后壁骨质和肉芽,充分暴露硬脑膜,用丝线缝合硬脑膜裂口,或用筋膜修补缺损。可用额窦填充手术配合,额窦内黏膜应去除干净,填塞腹壁脂肪,骨板复位固定。②筛窦脑脊液鼻漏修补法：筛窦顶壁的脑脊液鼻漏最多见,自鼻外作筛眶切口,剥离泪囊,结扎筛前动脉,作彻底的筛窦开放术,去除泪后嵴,以便显露筛窦顶部,然后将中鼻甲和鼻中隔上方的含骨鼻黏膜板向上翻转,盖于瘘口处,加压固定,或用游离阔筋膜置于扩大的瘘口,然后再用带蒂黏膜瓣加固于筛窦顶部,用抗生素油纱条填塞5天,或用碘仿纱条填塞10天。③蝶窦脑脊液鼻漏修补法：此处用颅内法不易暴露。可经鼻中隔径路进入蝶窦,去除窦内骨板及黏膜,用肌肉浆填在瘘口,阔筋膜加固修补。若瘘口尚不能确定位于蝶窦,可经鼻眶切口行筛窦开放术,进入蝶窦探查,寻找瘘口,按上法修补。国内有报道对一较大的蝶窦脑脊液鼻漏,先制作较长的带蒂额骨膜瓣,经鼻外开筛进路覆盖于蝶窦内,进行修补成功(图5-6)。

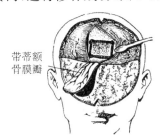

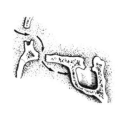
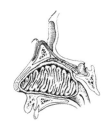

带蒂额
骨膜瓣

A.带蒂额骨膜瓣　　　B.带蒂额骨膜瓣修补蝶窦　　C.骨膜瓣填塞蝶窦和鼻腔填塞
　　　　　　　　　　　脑脊液鼻漏的途径

图 5-6　颅内法脑脊液鼻漏修补

鼻内法脑脊液鼻漏修补术：鼻内法脑脊液鼻漏修补术适用于蝶窦筛窦顶的瘘口部位明确的修补。特点是不做鼻外切口。①鼻中隔黏膜瓣法：自前鼻孔内将患侧鼻中隔切成长的黏膜瓣,向上翻转,盖于瘘口处,用抗生素油纱和碘仿纱条压迫固定。②阔筋膜游离修补法：适用于蝶鞍内肿瘤经蝶窦切除术后所发生的脑脊液鼻漏。将阔筋膜和肌肉取出后,直接经前鼻孔、鼻腔蝶窦置于鞍底瘘口处,用青霉素油纱条和碘仿纱条压迫填塞2周。鼻内法修补外伤性脑脊液鼻漏,自应用鼻内镜技术后,更加显出其优越性。

第二节 鼻窦外伤性骨折

一、单个鼻窦骨折

鼻窦外伤性骨折多由交通事故、撞伤、斗殴伤及战时火器伤所致。单个鼻窦的单纯性骨折,常见于上颌窦及额窦,而筛窦及蝶窦罕见。

(一)临床表现

鼻窦骨折是一个极为复杂的临床问题,骨折发生的部位往往决定了它可能发生的后果。而骨折的局部状态虽与病情有关,但并非完全决定后果。如上颌窦、额窦前壁塌陷骨折,骨折明显但后果并不严重。而累及视神经管的鼻窦骨折,可能仅见骨折线,尽管对位良好,但对视力的影响却是严重的。

鼻窦骨折常见的并发损伤及症状。

(1)上颌窦骨折:咬合不良、张口困难、颌面部皮下气肿、鼻出血或涕血、下眼睑皮下淤血。

(2)额窦骨折:眉弓内侧凹陷、皮下气肿、脑脊液鼻漏。

(3)筛窦骨折:鼻梁凹陷、眶周淤血或气肿、眼结膜淤血、眶内淤血、眼球突出、眼球凹陷、复视、溢泪、脑脊液鼻漏、视力下降及鼻出血等。

(4)蝶窦骨折:脑脊液鼻漏、脑震荡、颅底骨折、严重鼻出血。

(二)诊断

(1)明确的外伤病史,并出现上述临床症状。

(2)局部软组织凹陷或淤血肿胀,可能扣及骨擦感或骨擦音。

(3)鼻窦X光照片或CT检查提示骨折存在。

(三)治疗

鼻窦单纯性骨折而无移位,且无功能受损者,无须特殊治疗;面部有创口者按常规清创缝合处理,鼻出血一般不治疗,常规鼻腔填塞即可以止血。鼻窦骨折且骨壁有移位者,根据伤及的鼻窦和部位酌情处理。

1.上颌窦前壁凹陷性骨折

可在下鼻道开窗,用弯形金属器械经窗口伸入窦内将骨折部分抬起复位;亦可行柯-陆氏切口,暴露凹陷区域骨质,然后用鼻中隔剥离子将凹陷骨片撬起复位。如无明显颌面畸形者可不作骨折处理。

2.上颌窦上壁骨折(眶下缘完整)

经上颌窦根治术径路,凿开上颌窦前壁,用器械抬起骨折区域,观察眼球复位是否满意,窦内填塞碘仿纱5～7天后,经下鼻道开窗处抽出纱条。

3.上颌窦下壁骨折

因伤及牙槽骨出现咬合异常,复位后用不锈钢丝行牙间固定。

4.额窦前壁骨折

如果凹陷性骨折明显,需要复位。额部皮肤有创口时可直接经创口暴露额窦前壁,或适当调整为眶内上角弧形皮肤切口,如为闭合性损伤,可考虑行额部冠状切口。单纯凹陷性额窦前壁骨折可用金属器械撬起复位,粉碎性骨折者清理无生命活力的碎骨片,将有生命活力的骨片复位拼接,再用钢丝或螺丝金属网固定。保持额窦引流通畅,窦底钻孔置管引流,或开放鼻额管经鼻内引流。

5.额窦后壁骨折

一般伴有前壁骨折,径路与前壁骨折相同,处理骨折应注意如发现前壁骨片已游离时,应取去骨片,暴露整个额窦,如前壁轻度移位,可将前壁整块皮瓣翻起,处理完后壁及窦腔黏膜后再将成瓣的前壁复回固定。处理后壁时应注意,如后壁骨折移位轻微,即移位幅度小于后壁骨皮质的厚度,则可不予处理。如移位较明显,应除去骨折片检查其后方的硬脑膜是否完整,有撕裂和粉碎的小骨片须仔细剥去后缝合。同时应保持窦腔引流通畅。

单纯筛窦或蝶窦骨折甚少见,如不出现严重鼻出血、视神经损伤、脑脊液鼻漏或其他颅内并发症,则无须特殊处理。

二、复杂性鼻窦骨折

指2个或2个以上鼻窦同时骨折,或者骨折累及窦外的器官或组织,出现眼眶、颅底、视神经及颅内动脉颅内段出血等并发症,通常伤势严重。

(一)临床表现

由于损伤范围较大,可包括鼻骨、上颌骨,眶骨、筛窦及额窦多处同时的复合性骨折,多有移位,也可同时伴有下颌骨和颅底骨折,故可出现颜面部肿胀,鼻出血,眶周淤血,球结膜出血,眼球运动障碍,视力下降,颜面部中央凹陷(盘状脸),牙齿咬合异常,上颌骨异常活动等表现。如伴颅底骨折可出现脑脊液鼻漏,颅脑外伤可伴有意识障碍,大出血可致失血性休克。此外,蝶窦侧壁骨折可同时伴有颈内动脉损伤,发生致死性大出血,或形成颈内动脉假性动脉瘤,出现迟发性、反复大量的鼻出血(图5-7)。

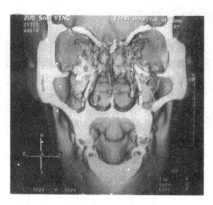

图 5-7　鼻窦、颌面、眼眶复杂性骨折
CT 三维重建

(二)诊断及辅助检查

根据外伤史及临床表现,一般可作出诊断。但 CT 扫描是必须的辅助检查,它可较好地显示额、筛、蝶窦、上颌窦、上颌骨及颅底的受损情况。CT 三维重建的图像为骨折复位,矫正畸形提供参考依据。

(三)治疗

因鼻窦复杂性骨折同时存在着多器官组织受损,病情也较复杂,如鼻额筛眶复合骨折可能并有颅脑损伤、外伤性休克、喉气管损伤或胸腹等联合伤等。所以临床处理时分清主次、轻重缓急尤其重要。治疗应以处理危及生命的损伤为先,然后再处理因复杂性骨折所引起的畸形和功能障碍。骨折复位处理的目的是恢复损伤器官组织的功能,如鼻功能、视功能及正常咬合功能等,尽可能减少创伤所致的外观畸形。消除创伤后的心理障碍。

1.急救处理

根据生命体征判断外伤的严重程度,保持呼吸道通畅,必要时行气管插管或气管切开术。注意观察呼吸状态和监测血氧变化,保持循环系统的稳定,防止失血性休克(包括输血输液及抗休克药物的应用、吸氧等)。

2.骨折的早期处理

一般认为外伤后6～8小时内为最佳时机,此时伤口未感染,软组织肿胀未达高峰,术中暴露好,术后恢复快,预后好。受伤后1周之内,骨折处骨痂尚未形成,软组织水肿已明显消退而未纤维化,这段时间内有充分时间制定合理的治疗方案,故我们认为外伤后1周内进行骨折复位是可行的。

3.制订实施最佳治疗方案的术前准备

(1)术前CT检查,必要时CT三维重建,了解骨折及畸形情况。

(2)准备合适的手术器械以及可供选择的修复或固定材料。

4.手术径路问题

应根据外伤情况具体而定,理想的手术径路应具备:①视野宽阔便于骨折复位固定;②同一术野能够同时进行功能重建及外观畸形的整复;③同时能够兼顾鼻窦、眼眶及颅底的清创及处理;④造成新的创伤少。

常用的手术径路如下所述。

(1)经开放性伤口:直接经颌面伤口或适当变通进行整复。

(2)经额冠状切口:适用于额窦、颧弓及眶外侧壁骨折的闭合性损伤。也可选择双眉弓-鼻根联合整形切口。

(3)面中部掀翻术:适用于闭合性外伤骨折移位不大,面部畸形不太明显者,如LeFortⅠ型骨折,此径路暴露上颌及颧骨充分,可同时行鼻骨骨折复位。

(4)柯-陆氏径路:适用于上颌骨包括眶下壁骨折的整复。

(5)下睑切口:可显露眶底,眶下缘及颧颌缝,对于合并有眶下缘,眶底骨折移位畸形选用。

(6)上睑切口:可暴露颧缝,术后瘢痕隐蔽对骨折范围大,移位明显,考虑单一手术切口暴露及复位不理想时可考虑联合径路。

5.注意事项

鼻窦骨折的复位固定主要是针对鼻窦边界区域影响颌面外周围器官,而腔内的骨碎片可予以清除,尤其是当其妨碍鼻窦引流时。如下几点值得注意。

(1)在使较大的骨折断端对位,对线良好的同时,尽可能将所有骨折片复位固定。

(2)清除异物、血肿、病变黏膜及坏死组织。

(3)骨折间固定可使用钢丝,或特制材料固定。

(4)眶壁粉碎性骨折除采用自身材料外最好使用钛板钛钉或钛金属网进行修复。也可采用新型可吸收的高分子材料进行修复。

6.晚期处理

对于外伤整复后欠满意,如残留的鼻通气障碍、复视、咬合异常、鼻泪管阻塞或瘢痕等,等病情稳定后行二期处理整形。一般在第一次术后1~3个月后进行。

第三节 鼻 出 血

鼻出血又称鼻衄,是临床常见症状之一,多因鼻腔病变引起,也可由全身疾病所引起,偶有因鼻腔邻近病变出血经鼻腔流出者。鼻出血多为单侧,亦可为双侧;可间歇反复出血,亦可持续出血;出血量多少不一,轻者仅鼻涕中带血,重者可引起失血性休克;反复出血则可导致贫血。多数出血可自止。

青少年鼻出血部位大多数在鼻中隔前下部的易出血区(Little区),40岁以上中老年人的鼻出血,出血部位见于鼻腔后部下鼻甲后端附近的鼻咽静脉丛。

一、病因和发病机制

(一)局部因素

(1)外伤:鼻及鼻窦外伤或手术、颅前窝及颅中窝底骨折。

(2)气压性损伤:鼻腔和鼻窦内气压突然变化,可致窦内黏膜血管扩张或破裂出血。

(3)鼻中隔偏曲:多发生在嵴或矩状突附近或偏曲的凸面,因该处黏膜较薄,易受气流影响,故黏膜干燥、糜烂、破裂出血。鼻中隔穿孔也常有鼻出血症状。

(4)炎症:干燥性鼻炎、萎缩性鼻炎、急性鼻炎、急性上颌窦炎等,常为鼻出血的原因。

(5)肿瘤:鼻咽纤维血管瘤,鼻腔、鼻窦血管瘤及恶性肿瘤等,可致长期间断性鼻出血。

(6)其他:鼻腔异物、鼻腔水蛭,可引起反复出血。在高原地区,因相对湿度过低、而多患干燥性鼻炎,为地区性鼻出血的重要原因。

(二)全身因素

(1)血液疾病:血小板减少性紫癜、白血病、再生障碍性贫血等均可有鼻出血表现。

(2)急性传染病:如流感、鼻白喉、麻疹、疟疾、猩红热、伤寒及传染性肝炎等。

(3)心血管疾病:如高血压、动脉硬化症、肾炎、伴有高血压的子痫等。

(4)维生素缺乏:维生素 C、维生素 K、维生素 P 及微量元素钙等缺乏时,均易发生鼻出血。

(5)化学药品及药物中毒:磷、汞、砷、苯等中毒,可破坏造血系统的功能引起鼻出血。

(6)内分泌失调:代偿性月经、先兆性鼻出血常发生于青春发育期,多因血中雌激素含量减少,鼻黏膜血管扩张所致。

(7)其他:遗传性出血性毛细血管扩张症,肝、肾慢性疾病以及风湿热等,也可伴发鼻出血。

二、临床表现

出血可发生在鼻腔的任何部位,但以鼻中隔前下区最为多见,有时可见喷射性或搏动性小动脉出血。鼻腔后部出血常迅速流入咽部并从口吐出。

鼻出血多发生于单侧,如发现两鼻孔皆有血液,常为一侧鼻腔的血液向后流,由后鼻孔反流到对侧。若出血较剧,应立即采取止血措施,并迅速判断是否有出血性休克,同时要注意:①休克时,鼻出血可因血压下降而自行停止,不可误认为已经止血。②高血压鼻出血患者,可能因出血过多,血压下降,不可误认为血压正常。应注意患者有无休克前期症状如脉搏快而细弱、烦躁不安、面色苍白、口渴、出冷汗及胸闷等。③要重视患者所诉出血量,不能片面依赖实验室检查。因在急性大出血后,其血红蛋白测定在短时间内仍可保持正常。有时大量血液被咽下,不可误认为出血量不多,以后可呕出多量咖啡色胃内容物。

三、治疗

(一)一般原则

(1)医师遇出血患者时应沉着冷静,对患者应多方安慰。

(2)严重鼻出血可使大脑皮质供血不足,患者常出现烦躁不安,可注射镇静药。

(3)已出现休克症状者,应注意呼吸道情况,对合并有呼吸道阻塞者,应首先予以解除,同时进行有效的抗休克治疗。

(二)局部止血方法

1.指压法

指压法此法作为临时急救措施,用手指压紧出血侧鼻翼 10～15 分钟,然后再进一步处理。

2.收敛法

收敛法用浸以1%~2%麻黄碱液或0.1%肾上腺素液的棉片填入鼻腔内止血,然后寻找出血点。

3.烧灼法

烧灼法适用于反复少量出血并有明确出血点者。在出血处进行表面麻醉后,用30%~50%硝酸银或三氯醋酸烧灼出血点至出现腐蚀性白膜为止。

4.冷冻止血法

冷冻止血法对鼻腔前部出血较为适宜。

5.翼腭管注射法(腭大孔注射法)

翼腭管注射法对鼻腔后部出血有效。方法为将注射器针头在第三磨牙内侧刺入腭大孔内,注入含少量肾上腺素的1%利多卡因3 mL。

6.激光治疗

激光治疗主要用Nd∶YAG激光,可使治疗部位血管收缩、卷曲、微血栓形成和血液凝固达到止血目的。

7.填塞法

此法是利用填塞物填塞鼻腔,压迫出血部位,使破裂的血管形成血栓而达到止血目的。

(1)鼻腔填塞法:常用凡士林纱条经前鼻孔填塞鼻腔。填塞时,纱条远端固定,逐渐由后向前,由上向下,折叠填塞可避免纱条坠入鼻咽部或堵在鼻前庭。也可用膨胀海绵、吸收性明胶海绵、止血纱布等填塞或医用生物胶黏合。

(2)后鼻孔填塞法:先将凡士林纱条或消毒纱布卷做成块形或圆锥形,长约3.5 cm,直径约2.5 cm,用粗线缝紧,两端各有约25 cm长的双线,消毒备用。填塞时先收缩和表麻鼻腔黏膜,咽部亦喷有表面麻醉药。用圆头硅胶(橡胶)管由前鼻孔沿鼻腔底部插入直达咽部,用镊子将导管从口腔拉出,圆头硅胶(橡胶管)尾端则留于前鼻孔外,再将填塞物上的双线系于圆头硅胶(橡胶管),此时将填塞物由口腔送入鼻咽部,填塞于后鼻孔。在前鼻孔处用一纱布球,将双线系于其上,以作固定,口腔端的线头可剪短留在口咽部,便于以后取出填塞物时做牵拉之用。后鼻孔填塞后,一般都需加行鼻腔填塞。鼻腔填塞物应于48小时左右取出或更换,以防引起鼻窦及中耳感染等并发症。

(三)全身治疗

(1)半坐位休息。注意营养,给予高热量易消化饮食。对老年或出血较多者,注意有无失血性贫血、休克、心脏损害等情况,并及时处理。失血严重者,须予输血、输液。

(2)寻找出血病因,进行根本治疗。

(3)给予适量的镇静药。

(4)适当应用止血药,如巴曲酶(立止血)、氨甲环酸(抗血纤溶芳酸)、氨基己酸(6-氨基己酸)、酚磺乙胺(止血敏)或云南白药等。

(5)反复鼻腔填塞时间较长者,应加用抗生素预防感染。

(四)手术疗法

手术治疗可酌情采用。可施行颈外动脉结扎术、筛前动脉结扎术、筛后动脉结扎术或选择性动脉栓塞等。对反复发生鼻出血、鼻腔填塞及保守疗法效果欠佳者,进行鼻内镜下鼻腔探查术,寻找出血点并进行相应处理,已成为有条件医院鼻科医师的常用方法。

第四节　鼻骨骨折

外鼻突出于颜面前部,颜面受伤它常首当其冲,易遭受撞击或跌碰而发生鼻骨骨折。据统计鼻骨骨折是鼻外伤中最常见的。鼻中隔骨折多并发于鼻骨骨折,故本节将二者合并叙述。

一、病因

鼻骨骨折多由直接暴力引起,如运动时的碰撞、拳击、斗殴、交通肇事、生产事故、小儿跌伤等。

二、分类

由于鼻骨上部厚而窄,下部薄而宽,故多数鼻骨骨折仅累及鼻骨下部。严重的鼻骨骨折可伴有鼻中隔骨折、软骨脱位,甚至累及眼眶、泪骨、上颌骨和颧骨而构成合并伤。鼻骨骨折处必伴有外鼻软组织不同程度的损伤或鼻腔内黏膜的破裂。暴力的大小和方向决定鼻骨骨折的程度。根据鼻骨骨折的程度、对鼻梁外型的影响、累及鼻骨外结构的范围,鼻骨骨折分为四型(图5-8)。

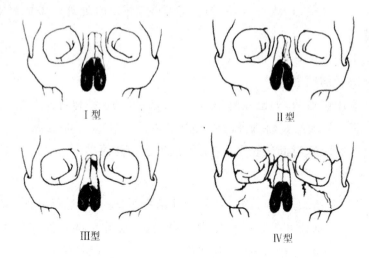

I型   II型

III型   IV型

图 5-8　鼻骨骨折类型

Ⅰ型:单纯鼻骨骨折,影像学检查可见有一条或以上的骨折线,但无明显移位,鼻梁外形正常。

Ⅱ型:Ⅰ型的基础上出现骨折线对位不良,鼻梁外观变形。

Ⅲ型:Ⅱ型Ⅰ型的基础上伴鼻中隔软骨骨折、脱位、血肿或鼻黏膜严重撕裂损伤。

Ⅳ型:Ⅰ型、Ⅱ型或Ⅲ型的基础上并有鼻骨周围骨质骨折,如上颌骨额突、额骨鼻突或鼻窦骨折等。

三、临床表现

受伤后立即出现鼻梁歪斜或下陷,局部疼痛,因常伴有鼻黏膜破裂而出现鼻出血。2～4 小时后,因局部软组织肿胀,轻度畸形可被掩盖。小儿患者肿胀尤为明显,消肿后畸形复现。由于鼻腔内有血块积聚或鼻甲肿胀,可有鼻塞。检查可见外鼻软组织有皮下淤血或裂伤。触诊可发现压痛点,骨质凹陷、移位或骨摩擦感。擤鼻后可出现皮下气肿,触之有捻发感。故用前鼻镜检查鼻腔时,如有血块,可用吸引器吸出,切勿让患者擤鼻,以防引起皮下气肿。鼻中隔软骨脱位时,可见鼻中隔软骨偏离中线,前缘突向一侧鼻腔。如有鼻中隔骨折,可见鼻中隔向一侧鼻腔偏歪,该侧可见黏膜撕裂及骨折片外露。若鼻中隔黏膜下形成血肿,则鼻中隔向一侧或两侧膨隆。继发感染者,可形成鼻中隔脓肿,软骨坏死,可致鞍鼻畸形。

在头颅创伤中,鼻骨骨折可能是多发性骨折的一部分,也可能出现在鼻窦、颅脑或跟部创伤的同时,患者有相应的临床表现。

四、诊断

根据外伤史、鼻部的视诊和触诊、X线照片检查等,诊断并不困难。X线鼻骨照片可显示骨折的部位、性质以及碎骨片的移位方向。实践证明,一般颅骨后前位照片,骨菲薄而不能显示。侧位照片,眶缘影与颧骨重叠,不易显示骨折片移位。最好用鼻颏位(Water位)照片可显示鼻骨和眶缘情况,同时亦可检查上颌骨、额骨、颧骨等处有无骨折。若患者因伤势不能俯卧,可取仰卧鼻颏位照片。诊断时应注意,严重的鼻骨骨折可能伴有眼眶、鼻窦、颅底骨折,甚至颅脑损伤。

五、一般治疗

包括止血、止痛、清创缝合及防治感染等。

(一)一般处理

鼻骨骨折,尤伴有鼻出血者多情绪紧张和恐惧,故首先应予以安抚,使其镇静。

(二)止血

鼻骨骨折引起的鼻出血多可自止。若就诊时有前后鼻孔活动性出血,应先予以止血。可用肾上腺素、丁卡因棉片进行鼻腔填塞止血,同时行鼻腔黏膜麻醉,为鼻骨复位作准备。如仍不止血,可用凡士林纱条行前鼻孔填塞。严重者可行前后鼻孔填塞。但如合并脑脊液鼻漏者,是否填塞应取决于出血是否危及生命。

3.创口处理

止血后检查鼻部创面。较简单的鼻骨骨折,可先清创缝合后行骨折复位。较复杂的骨折,特别是有鼻骨暴露或需行切开复位者,可先行骨折复位,再予清创缝合,这样可在直视下复位,保证复位时骨折片对位对线良好。清创后用细针细线仔细缝合。应尽量保留有活力的组织,若有皮肤缺失,不宜在张力下缝合,必要时使用Z形减张缝合法,或取耳后薄层皮片修补创面。外鼻部有整层皮肤缺损或伤后瘢痕挛缩者,可作整复。必要时应肌内注射破伤风抗毒素1 500 U。

六、骨折复位

如合并严重头面部外伤或其他严重全身性疾病,须待全身情况稳定后再行复位。临床处理时,Ⅰ型鼻骨骨折无移位时不必整复。即使骨折远端有轻微移位,因对外鼻形状及鼻腔功能无影响,可不作复位处理。Ⅱ型者,鼻骨骨折需复位。复位最好时机在伤后2~3小时,因此时局部软组织尚无明显肿胀。若局部肿胀严重、出血不止或患者精神过于紧张,骨折复位可在伤后10天内施行,骨折超过2周,因骨痂已开始形成,增加晚期复位的困难,但用力仍可撬起下塌的鼻骨。如果是时日已久,骨折错位愈合,单纯鼻内复位较困难。此时,从理论上来说,可以切开用开放式复位。但因此造成的外鼻体表瘢痕也是影响美容的因素,应慎之。Ⅲ型者,除按Ⅱ型原则处理外,同时整复鼻中隔及鼻腔内黏膜。Ⅳ型者,鼻骨骨折复位不是临床首先考虑重点,值得重视的是鼻骨邻近重要器官的创伤及严重的并发症。应在病情允许时才考虑骨折复位。

鼻骨骨折治疗的目的是使鼻梁外形恢复原来面目,减少或避免因创伤造成鼻部功能的损害。复位后复查X线照片、了解骨折片的对位对线并非临床绝对需要。鼻中隔骨折错位而致的鼻中隔偏曲,如严重影响鼻腔功能,可在伤愈后经鼻中隔黏膜下切除术治疗。

骨折复位有闭合式复位法和开放式复位法两种。闭合与开放仅是对覆盖于鼻骨的皮肤软组织而言。一般来说,前者已适用于大多数鼻骨骨折的复位,后者较常用于复杂性的骨折,如鼻骨与额骨鼻部或上颌骨额突分离,复杂的粉碎性骨折及已经畸形愈合的骨折等。

(一)闭合式复位法

1.麻醉与体位

成人多用局麻,采用坐位或半坐位。儿童可用全麻。

2.手术器械

单侧鼻骨复位器,常用直血管钳、刀柄、骨膜剥离器顶端套橡胶管代替。Walsham鼻骨复位钳(图5-9)。此外还需用前鼻镜、枪状镊、压舌板、剪刀等。

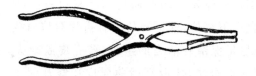

图 5-9 Walsham 复位钳

3.手术方法

以含肾上腺素的1%～2%丁卡因棉片行鼻腔黏膜麻醉,先于鼻外测试骨折处与前鼻孔的距离,然后一手持复位器伸入鼻腔达骨折部位,向上、向外用力,将塌陷的骨折片抬起。此时常可听到骨折复位出现的"喀嚓"声。同时另一手拇指和示指按住鼻背,拇指推压健侧鼻骨,协助鼻梁复位,示指置于鼻骨塌陷处,以防骨折片过度向上移位(图5-10)。

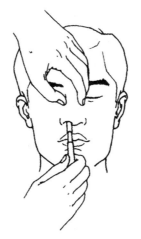

图 5-10　单侧复位

复位器远端伸入鼻腔的深度,不应超过两侧内眦连线,以免损伤筛板。如骨折片嵌于上颌骨额突后,可用 Walsham 鼻骨复位钳的一叶伸入鼻腔,另一叶置于鼻背外,夹住软组织与骨折片向前上、向内拧动,使嵌入骨片复位(图 5-11A)。

如骨折片位于对侧鼻骨之后,可用上法将骨折片向前上、向外拧动,使嵌入骨片复位。如双侧鼻骨骨折及鼻中隔脱位、骨折者,可用 Walsham 鼻骨复位钳两叶分别伸入两侧鼻腔,置于鼻中隔偏曲处的下方,夹住鼻中隔向前上抬起,使鼻中隔恢复正常位置。再将复位钳两叶向前上移动达鼻骨塌陷处,将骨折片向上向外抬起,同时另一手拇指、示指在鼻背外部按压,协助鼻骨复位并使鼻梁变直(图 5-11B)。

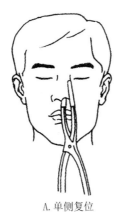
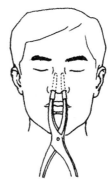

A. 单侧复位　　　　　　　　　　B. 双侧复位

图 5-11　Walsham 复位钳复位

鼻中隔骨折断端骨质暴露者予剪除,以利黏膜对合。复位后,鼻腔用凡士林纱条填塞。填塞的作用主要在于止血,而不是支撑骨折片,所以行鼻腔上部黏膜撕裂处填塞即可。有脑脊液鼻漏者要加强抗感染,一般不主张鼻腔填塞,但如鼻腔活动性大出血,可能因失血危及生命时,鼻腔填塞并非绝对禁忌。

4.术后处理

48 小时后拔出鼻腔纱条,用 1‰麻黄素溶液滴鼻,每天 3～4 次。禁止擤鼻及按压鼻部,并避免碰撞。对小儿或特殊需要者可制作外鼻保护罩。鼻部肿胀及皮下淤血者,可热敷以消肿散淤,并给予抗生素以防感染。

(二)开放式复位法

1.麻醉与体位

采用平卧位,行气管插管全麻或局麻。

2.手术器械

鼻侧切开包、电钻、不锈钢丝、Walsham 鼻骨复位钳、小塑料板等。

3.手术方法

作一侧内眦部弧形切口,必要时可作两侧内眦部切口。并作一横行切口,使切口呈 H 形。暴露骨折片,在直视下将下陷移位的骨折片用小钩挑起。也可用闭合式复位的方法,从鼻腔内将塌陷骨折片托起。有鼻中隔脱位或骨折者,用 Walsham 鼻骨复位钳将鼻中隔复位。鼻中隔骨折断端暴露者,予剪除。有碎骨片者,予去除。然后用电钻将碎骨片钻孔,穿以不锈钢丝。根据具体情况,固定在额骨鼻部、上颌骨额突上,或将两块碎骨片相连接。为避免碎骨再塌陷,必要时可在复位后用两根不锈钢丝横贯鼻腔,将两侧骨折片分别固定在鼻背外的塑料板上。复位后鼻腔填以碘仿纱条。在鼻腔填塞之前需放入鼻腔通气管,以便保证患者术后用鼻呼吸,此法对昏迷患者有预防窒息作用,甚为重要。

对于皮肤无撕裂的粉碎性鼻骨骨折。如受伤时行闭合式复位后鼻骨又塌陷,不必急于行开放式复位,可待 1 周左右,外鼻肿胀消退后再行闭合式复位。此时由于碎骨片间已由纤维组织连接成片,复位后不再塌陷。由此避免了开放式复位所致的损伤和外鼻部皮肤瘢痕。

4.术后处理

同闭合式复位法,但鼻腔填塞的纱条可适当延迟拔除,以防鼻骨再塌陷。

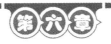

外鼻及鼻前庭疾病

第一节 鼻 疖

鼻疖是指鼻前庭或鼻尖部毛囊、皮脂腺或汗腺的局限性急性化脓性炎症。一般性疖肿预后良好。发生于鼻部的疖肿,因解剖及组织结构的特殊性(如外鼻静脉汇入颅内海绵窦,其静脉无静脉瓣等),可能引起较严重的并发症,临床上必须引起高度的重视。

一、病因

(1)致病菌主要为金黄色或白色葡萄球菌。

(2)鼻疖的主要诱因为挖鼻、拔鼻毛等不良习惯,使局部抵抗力下降,细菌乘机侵入。鼻腔或鼻塞发生化脓性炎症,脓液的反复刺激,使局部皮肤受伤,诱发感染。此外,一些全身性疾病如糖尿病,使身体抵抗力降低,受细菌的感染易患鼻疖。

(3)疖肿在发生感染后,毛囊、皮脂腺或汗腺周围常形成炎性的保护圈,如炎性保护圈被破坏,病菌向周围侵犯,可发生蜂窝织炎或静脉炎等较严重的并发症。

二、临床表现

病变早期局部胀痛或因张力大而疼痛剧烈,多为波动性。严重时合并有头痛、畏寒、发热及全身不适等全身症状。局部主要为红、肿、热、痛等炎症的表现。早期可见鼻尖部或一侧鼻前庭红肿,有丘状隆起,周围组织发硬及红肿,丘状隆起的中心随病变发展而出现脓点。1周内,脓点自行溃破,脓液排出,疼痛减轻,可自行愈合。伴有全身疾病者,可多个发病,部分伴有颌下或颏下淋巴结肿大及压痛。发病后挤压,引起炎症向周围扩散,局部疼痛及红肿加重,可出现全身症状与严重的并发症。

三、诊断与鉴别诊断

根据症状和体征,较易诊断。但应与以下疾病进行鉴别诊断。

(一)鼻前庭炎

由鼻的分泌物持续刺激引起,感觉鼻干痒及疼痛。鼻前庭局部皮肤弥漫性红肿、糜烂、结痂,常两侧同时发生。

(二)鼻部丹毒

症状为鼻的剧痛,局部弥漫性红肿,病变的范围明显。常累及上唇与面部,全身症状较重,伴高热。

(三)鼻前庭皲裂

多并发于感冒,触及鼻尖部时,皲裂部位有剧痛,见局部皮肤有裂痕,周围红,易出血或盖有结痂。

(四)鼻前庭脓疱疮

常两侧同时发生的小脓疱。

四、并发症

(一)鼻翼或鼻尖部软骨膜炎

炎症扩散,侵及鼻的软骨膜,使鼻尖部或鼻梁红肿,剧烈疼痛,伴较重的全身症状。

(二)上层及面部蜂窝织炎

不适当地挤压疖肿,使炎症扩散,引起蜂窝织炎,表现为上唇或面颊部红肿、压痛明显。此时炎症易向上引起海绵窦炎症,应引起重视。

(三)眼蜂窝织炎

表现为眼球突出及疼痛等。

(四)海绵窦血栓性静脉炎

海绵窦血栓性静脉炎为鼻疖最严重的颅内并发症。因挤压使疖肿感染扩散,经内眦及眼上下静脉而入海绵窦,临床上表现为寒战、高热、剧烈头痛、同侧眼睑及结膜水肿、眼球突出或固定,甚至视盘水肿及失明等。眼底检查发现眼底静脉扩张和视盘水肿等。如延误治疗,1～2天内有发展至对侧的可能,严重者危及生命。

五、治疗

疖肿未成熟时,可用各种抗生素软膏、1%氧化氨基汞(白降汞)软膏或10%鱼石脂软膏局部涂抹,同时配合全身使用抗生素。局部还可应用热敷、超短波、红外线或激光照射等物理治疗以促使炎症消散。当脓点出现或疖肿已成熟时,切忌挤压或切开,可在无菌操作下用小探针蘸少许苯酚(石炭酸)或15%硝酸银腐蚀脓头,促使其破溃排脓。亦可在碘酊消毒后。用刀尖挑破脓点表面,将脓栓吸出,切不可扩大切开周围部分。疖肿破溃后,应保持局部清洁,促进伤口的引流及愈合。合并海绵窦血栓性静脉炎者,应给予足量、敏感的抗生素。及时请眼科和神经科等相关科室医师协助治疗。

本病通过有效的预防,完全可以避免发生。应戒除挖鼻及拔鼻毛等不良习惯,及时治疗鼻腔和鼻窦相关疾病,避免有害物质的持续刺激,努力控制糖尿病等全身疾病;禁止挤压"危险三角区"的疖肿,以预防鼻疖及其严重并发症的发生。

第二节　酒　渣　鼻

酒渣鼻为中老年人外鼻常见的慢性皮肤损害,以鼻尖及鼻翼处皮肤红斑和毛细血管扩张为表现,并有丘疹、脓疱。女性居多。

一、病因

发病原因不明,可能由于一些因素致面部血管运动神经失调,血管长期扩张所致。其诱因有嗜酒、浓茶及喜食辛辣刺激性食物;胃肠功能紊乱、便秘;内分泌紊乱,月经不调;精神紧张,情绪不稳定;毛囊蠕形螨寄生;鼻腔疾病等。

二、临床表现

好发于中老年,病情重者多为男性,病变以鼻尖及鼻翼为主,亦侵及面颊部,对称分布,常合并脂溢性皮炎。病程缓慢,无自觉症状,按病程进展可分为3期,各期间无明显病症。

第一期(红斑期):鼻及面颊部皮肤潮红,有红色斑片,因饮酒、吃刺激性食物、温度刺激或情绪波动而加重,时轻时重,反复发作,长期以后皮脂腺开口扩大,分泌物增加,红斑加深持久不退。

第二期(丘疹脓疱期):皮肤潮红持久不退,在红斑的基础上,出现成批、大小不等的红色丘疹,部分形成脓疱。皮肤毛细血管逐渐扩张,呈细丝状或树枝状,反复出现。

第三期(鼻赘期):病变加重,毛细血管扩张显著,皮肤粗糙、增厚,毛囊及皮脂腺增大,结缔组织增生,使外鼻皮肤形成大小不等的结节或瘤样隆起,部分呈分叶状肿大,外观类似肿瘤,称鼻赘。

三、诊断与鉴别诊断

根据 3 期的典型临床表现,诊断并不难。应与痤疮相鉴别,痤疮一般发生于青春期,病变多在面部的外侧,挤压有皮脂溢出,无弥漫性充血及毛细血管扩张,青春期后多能自愈。

四、治疗

(1)去除病因:积极寻找及去除可能的致病诱因及病因,避免易使面部血管扩张的因素,如热水浴、长时间受冷或日晒等;调理胃肠功能,禁酒及刺激性食物,调整内分泌功能;避免各种含碘的药物与食物。

(2)局部治疗:主要是控制充血、消炎、去脂、杀灭螨虫。查出有毛囊蠕形螨虫者,可服用甲硝唑 0.2 g,每天 3 次,2 周后改为每天 2 次,共 4 周。病变初期可用白色洗剂(升华硫黄 10 g,硫酸锌 4 g,硫酸钾 10 g,玫瑰水加到 100 mL)或酒渣鼻洗剂(氧化锌 15 g,硫酸锌 4 g,甘油 2 g,3％醋酸铝液 15 mL,樟脑水加到 120 mL)。

丘疹、脓疱可用酒渣鼻软膏(雷锁辛 5 g,樟脑 5 g,鱼石脂 5 g,升华硫黄 10 g,软皂 20 g,氧化锌软膏加到 100 g),亦可用 5％硫黄洗剂。每次用药前先用温水洗净患处,涂药后用手按摩,使其渗入皮肤,早晚各 1 次。

(3)全身治疗:丘疹、脓疱、结节及红斑性病变可口服四环素,每天 0.5～1.0 g,分次口服。1 个月后,减至每天 0.25～0.5 g,疗程 3～6 个月。其他如红霉素、土霉素、氨苄西林等也可应用。B 族维生素可用于辅助治疗。

(4)丘疹毛细血管显著扩张者,可用电刀、激光或外用腐蚀剂(如三氯醋酸)切断毛细血管。如已形成皮赘,可用酒渣鼻划破手术治疗,亦可用 CO_2 激光行鼻赘切除术,对较大者,术后行游离皮片移植。

第三节　复发性多软骨炎

复发性多软骨炎是指主要损害常见于耳、鼻、喉和全身的软骨和眼球,表现为一种反复发作的类似炎症的损害。

一、病因

病因未明,多数学者认为本病属于一种自身免疫性疾病。

二、病理

本病无典型病理变化,其受累软骨之基本病理变化包括如下内容。

(一)初期(急性期)

软骨嗜碱性减弱或消失,软骨周围有嗜酸性粒细胞浸润,此外有浆细胞或淋巴细胞浸润,为非特异性炎症。

(二)中期(软骨溶解或破坏期)

软骨基质中酸性黏多糖减少或消失,软骨基层疏松,软骨细胞破坏,胞浆丧失,有时仅有核残存,出现胶原组织或呈同质性变化。病变进一步发展,软骨基质坏死、溶解、液化,伴发软骨炎或出现肉芽组织和单核细胞浸润。破坏的软骨被以淋巴细胞为主的炎性细胞所分离。

(三)末期(萎缩期)

残余的坏死软骨逐渐消失,肉芽恶化,结缔组织皱缩,原有的组织或器官塌陷或变形。

三、临床表现

复发性多软骨炎视病变侵犯部位不同而有不同表现。如鼻部软骨受累,可出现鼻背、鼻翼和/或鼻尖红肿、疼痛,多次发作后则形成"鞍鼻",外鼻软骨破坏殆尽,外鼻呈明显畸形后,炎症可不再发生。外耳软骨受累则可出现耳郭红肿、疼痛,与耳郭化脓性软骨膜炎症状相类似,反复发作后可致耳郭萎缩呈"菜花状",或形成外耳道狭窄,但发作时耳垂不受累。若呼吸道软骨受累,可出现咳嗽、气管或声门下狭窄、呼吸困难等。咽鼓管软骨受累则可出现传导性聋或鼓室积液。内耳受累则可出现耳鸣、眩晕、耳聋等。关节受累则出现发作性、不对称性、游走性关节疼痛。眼部受累则可出现结膜炎、角膜炎、巩膜炎、突眼、虹膜炎、玻璃体炎、视网膜炎、脉络膜炎或视神经炎,甚至导致失明等。此外,本病尚可侵犯软骨以外的结缔组织,特别是血管系统,引起肾病、心血管疾病、皮肤损害、肝功能及内分泌异常等表现;在较重患者或急性发作期患者可出现发热、体重减轻和贫血等全身性症状。

四、诊断

本病早在 1966 年国外即有初步诊断标准,目前国内有关此病的诊断意见为:①以"排他法"排除其他疾病之可能性。②有两处或两处以上部位之软骨有复发性炎症,其中至少包括一个特殊器官。③偶然或突然发现鞍鼻。④耳郭软骨损害表现。⑤一侧突眼或伴各类型眼炎。⑥测定血沉和尿酸性黏多糖明显升高(后者更为重要,前者不一定升高)。⑦损害处软骨活检,病理表现为炎性细胞分隔之软骨岛。⑧一般症状为发热、体重减轻和贫血。激素治疗有明显疗效。

五、治疗

本病之治疗主要以肾上腺皮质激素治疗为主,免疫抑制剂有一定疗效。若病情不受控制,患者可因呼吸及血管系统合并症、尿毒症和中毒性休克而死亡。

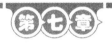

鼻窦炎性疾病

第一节 急性鼻窦炎

鼻窦炎为细菌感染、变态反应等引起的鼻窦黏膜卡他性炎症和化脓性炎症。因为鼻窦炎常继发于鼻炎,而且常同时存在,因此 1997 年美国耳鼻咽喉头颈外科协会采用了鼻-鼻窦炎这一术语(本文简称鼻窦炎)。急性鼻窦炎是指症状持续不超过 4 周(4～8 周称亚急性),1 年内发病少于 4 次。上颌窦因窦腔较大,窦底较低,而窦口较高,易于积脓,且居于各鼻窦之下方,易被他处炎症所感染,故上颌窦炎的发病率最高,筛窦炎次之,额窦炎又次之,蝶窦炎最少。严重的鼻窦炎可伴有相应骨髓炎或眼眶、颅内感染等并发症。

从急性细菌性鼻窦炎患者的鼻窦中分离出的常见细菌菌群是肺炎链球菌、溶血性链球菌和葡萄球菌等多种化脓性球菌。其次为流感嗜血杆菌和卡他莫拉菌属,后者常见于儿童。其他的致病菌还有链球菌类、厌氧菌和金黄色葡萄球菌等。由牙病引起者多属厌氧菌感染,脓液常带恶臭。

最近的研究显示,在美国大约 25% 的肺炎链球菌对青霉素产生耐药性,另外大环内酯类和磺胺类药物的耐药性也很普遍。将近 30% 的流感嗜血杆菌产生 β_2 内酰胺酶,而几乎所有卡他莫拉氏菌属都产生 β_2 内酰胺酶。流感嗜血杆菌对磺胺类药物的耐药性非常普遍。

一、病因

(一)局部病因

(1)感染:常继发于呼吸道感染或急性鼻炎。在上呼吸道感染时。水肿的鼻黏膜阻塞了鼻窦的开口,窦内氧气为黏膜内血管所吸收,形成鼻窦内相对负压(真空性鼻窦炎)。来自黏膜的渗出液蓄积鼻窦内,并成为细菌的培养基。后者从窦口或通过黏膜固有层播散的蜂窝织炎或栓塞性静脉炎进入窦腔,结果导致血清和白细胞外渗以与炎症抗争,黏膜变得充血和水肿。

(2)鼻腔疾病:鼻中隔高位偏曲、中鼻甲肥大、鼻息肉、鼻肿瘤。均可妨碍窦口引流而致病。过敏性鼻炎,由于患者黏膜水肿,也可导致窦口引流不畅。

(3)外伤:前组鼻窦,特别是上颌窦和额窦位置表浅。易受外伤而发生骨折,细菌可由皮肤或鼻黏膜侵入鼻窦,也可因弹片、尘土等异物进入而引起感染。

(4)牙源性感染:上颌第二前磨牙及第一、第二磨牙的牙根位于上颌窦底壁,当其发生牙根感染时,可能穿破窦壁,或拔牙时损伤底壁均可引起上颌窦炎,称牙源性上颌窦炎。

(5)气压改变:航空、潜水、登山时,可因气压骤变,鼻腔内发生负压而引起损伤,称气压创伤性鼻窦炎。

(6)直接因素:如游泳后污水直接经鼻腔进入鼻窦,鼻腔内填塞物留置时间过久,因局部刺激或污染而导致鼻窦发炎。

(二)全身病因

过度疲劳、营养不良、维生素缺乏以及患有各种慢性病如贫血、结核、糖尿病、慢性肾炎等时,身体抵抗力减弱,可成为鼻窦炎的诱因,亦可继发于流感等急性传染病后、内分泌紊乱,如甲状腺、垂体或性腺的病变,亦可使鼻窦黏膜水肿,导致窦口阻塞。

二、病理

早期为急性卡他期,黏膜短暂贫血,继而血管扩张,渗透性增加,渗出物经过扩张的毛细血管流入窦腔,黏膜红肿,上皮肿胀,纤毛运动迟缓,上皮下层有多形核白细胞和淋巴细胞浸润,分泌物为浆液性或黏液性;后即转入化脓期,窦腔黏膜水肿及血管扩张加重,炎性细胞浸润更为明显,分泌物变为黏脓性,时间越久,充血越重,毛细血管可破裂出血,由于水肿压迫,使血液供应不足,可发生纤毛上皮细胞坏死脱落,此时分泌物为黄色脓液。少数患者可发生窦壁骨膜炎、骨髓炎和其他并发症,一般多见于幼儿。

三、临床表现

(一)全身症状

常在急性鼻炎病程中症状加重,出现畏寒发热、周身不适、精神不振、食欲减退等。以急性牙源性上颌窦炎的全身症状较剧。儿童发热常高温,可发生抽搐、呕吐和腹泻等症状。

(二)局部症状

1.鼻阻塞

表现为较严重的鼻塞,因鼻黏膜充血肿胀和分泌物积存,排除鼻涕后,通气虽能暂时改善,但随即又觉鼻塞。

2.嗅觉障碍

因鼻黏膜充血肿胀和分泌物积存或嗅区黏膜炎性病变,可出现患侧暂时性嗅觉障碍,少数可能为永久性。

3.鼻漏

患侧鼻内有较多的黏脓性或脓性分泌物擤出,初起时涕中可能带少许血液。厌氧菌或大肠埃希菌感染者脓涕恶臭,多见于牙源性上颌窦炎。脓涕可后流至咽部和喉部,刺激局部黏膜引起发痒、恶心、咳嗽和咳痰。

4.局部疼痛和头痛

急性鼻窦炎除发炎鼻部疼痛外,常有较剧烈的头痛,这是由于窦腔黏膜肿胀和分泌物潴留压迫或分泌物排空后负压的牵引,刺激三叉神经末梢而引起。疼痛或头痛的分布和特征有助于临床对病变的定位。额窦炎的头痛向前额部放射,通常表现为整个头痛;急性上颌窦炎的疼痛通常从内眦部向面颊部放射,也可向齿槽区放射,酷似牙渐疾病;筛窦炎的疼痛常位于鼻根和眼球内眦后部,并有周期性发作,晨起较重;蝶窦炎的诊断一般缺少特性,通常为鼻窦炎的一部分,但也可孤立发病,引起枕部或球后部疼痛。所有鼻窦炎的疼痛在窦口完全阻塞和脓性分泌物潴留时更为严重。该症状在临床上比较危险,因为病变的发展可致鼻窦骨壁破坏、溶解、吸收,引起眶内或颅内的脓毒症。

5.耳部症状

少数患者可出现耳鸣、眩晕或听力减退等症状,多见于急性蝶窦炎患者其耳鸣、眩晕可能是翼管神经受刺激之故,患者可有天旋地转、摇摆不稳或如在舟中之感。

(三)检查

1.局部红肿及压痛

前组急性鼻窦炎由于接近头颅表面,其病变部位的皮肤及软组织可能发生红肿,由于炎症波及骨膜,故在其窦腔相应部位有压痛。急性上颌窦炎可表现为颌面、下睑红肿和压痛;急性额窦炎则表现额部红肿以及眶内上角(相当于额窦底)压痛和额窦前壁叩痛;急性筛窦炎在鼻根和内眦处偶有红肿和压痛。后组急性鼻窦炎由于位置较深,表面无红肿或压痛。

2.鼻腔检查

鼻黏膜充血、肿胀,尤以中鼻甲和中鼻道黏膜为甚。鼻腔内有大量黏脓性或脓性鼻涕,用1%麻黄碱收缩鼻黏膜后观察中鼻道和嗅裂,前组鼻窦炎可见中鼻道有黏脓性或脓性物,后组鼻窦炎可见嗅沟积脓,擤尽鼻涕后可能暂时消失,应体位引流后再做检查。如一侧鼻腔脓性物恶臭,应考虑牙源性上颌窦炎。

3.鼻窦内镜检查

鼻窦内镜有硬管和光导纤维两种。用1%麻黄碱和1%丁卡因棉片做鼻黏膜收缩和麻醉后,擤尽鼻腔脓涕。利用不同视角检查鼻腔各壁,并伸入鼻道检查窦口及其附近黏膜,可精确判断鼻腔黏膜,尤其是窦口及其附近黏膜的病理改变,包括窦口形态、黏膜红肿程度、息肉样变以及脓性分泌物来源等。

4.上颌窦穿刺冲洗检查

一般在全身症状消退和局部炎症控制后进行,具有诊断和治疗的双重作用。须在患者无发热和使用抗生素下施行。如有脓性分泌物,应做细菌培养和药物敏感试验,以利进一步治疗。

5.X线鼻窦摄片

X线华氏位和柯氏位摄片有助于诊断,特别是大鼻窦的急性炎症有一定价值。急性鼻窦炎时可显示鼻窦黏膜肿胀;若窦内蓄脓,片中常可见上颌窦内的液平面。但窦口扩大、病变广泛时,平片仅表现为整个透过度下降,无法精确显示病变范围。脓毒症形成时,平片上的表现与急性鼻窦炎没有区别。

6.CT检查

在鼻窦CT扫描中,除了鼻窦的密度增高,还可见鼻窦骨壁的稀疏,提示若感染未得到控制,会出现较严重的并发症。对反复感染者要检查牙根,即应考虑牙源性上颌窦炎,牙根疾病的迁延可能是反复感染的因素。因此在鼻窦急性炎症,特别是有可能出现并发症的情况下,鼻窦CT可良好地显示鼻窦的病变程度和范围,特别是鼻窦骨质变化,后者常提示可能出现并发症或并发症的根源。

(四)各组鼻窦炎分述

1.急性上颌窦炎

急性上颌窦炎为上颌窦急性感染,多继发于急性鼻炎。若感染来自上颌窦下壁的牙根尖部,称为牙源性急性上颌窦炎。

(1)临床表现:①鼻塞是由于鼻甲肿胀、鼻腔分泌物积蓄所致,表现为持续性或间歇性。②鼻漏为急性上颌窦炎的主要症状。由于病理状态不同,鼻漏的性状也可不同,在急性分泌期时,表现为大量浆液性鼻漏,在急性化脓期时,表现为脓性鼻涕,量较少,难以擤尽。牙源性上颌窦炎患者因多为厌氧菌或大肠埃希菌感染,脓涕呈恶臭味。鼻涕可向后流至咽喉部,引起恶心、咳嗽。③头痛是上颌窦炎的早期常见症状。疼痛位于上颌窦前壁、上颌磨牙区以及眶上、额部。特点是晨起轻,午后重,常在傍晚时缓解。疼痛系因脓性分泌物、细菌毒素和黏膜肿胀刺激及压迫神经末梢所致。④全身症状可有发热、畏寒、乏力等不适,小儿尤为明显。

(2)诊断要点:①多有上呼吸道感染史、牙病史。②典型的上颌窦区疼痛,呈现晨起轻,午后加重的特点。③局部检查见患侧颌面、下睑红肿,上颌窦区叩诊时疼痛明显,叩击尖牙和前磨牙时也可出现疼痛。④鼻腔黏膜充血、肿胀,鼻底部见大量黏脓性或脓性分泌物,或中鼻道可看到脓液。鼻咽镜见中鼻甲后端充血,鼻咽部有脓性分泌物。⑤须在患者无发热和使用抗生素下进行,若穿刺发现脓性分泌物即可诊断,并将脓液做细菌培养和药敏实验,以指导下一步治疗。⑥X线平片(华氏位)显示患侧上颌窦黏膜增厚,窦腔密度增高,有液平面表示窦腔积脓。鼻窦CT扫描(水平位或冠状位)可获得更为清晰的炎症性改变影像。

2.急性额窦炎

急性额窦炎发病率较低,常与筛窦炎、上颌窦炎同时存在,转为慢性额窦炎者较少。急性额窦炎常见的致病菌为链球菌、葡萄球菌或肺炎球菌。

(1)临床表现:①前额部局限性疼痛,特点为周期性发作,即晨起出现,并逐渐加重,至午后开始缓解,晚间可消失,但次日又重新发作。头痛轻重与炎症程度和额窦开口阻塞的程度有关,阻塞严重者,头痛周期性不明显。②由于鼻腔黏膜肿胀,分泌物增多而出现鼻阻塞和脓涕,先为黏性涕,后为黏脓性或脓性涕。③鼻塞可引起嗅觉减退或消失。鼻塞解除后嗅觉多数能恢复。④轻度或中度发热、全身不适、食欲减退等全身症状。

(2)诊断要点:①多有急性鼻炎史,或有游泳、跳水史,或高空飞行时速降、潜水作业等气压创伤史。②周期性额部局限性痛为其典型症状。③检查可见患侧额部红肿,眼眶内上方额窦底壁处压痛明显。④鼻腔黏膜充血,鼻甲红肿,中鼻道有黏液或脓性分泌物存在。⑤X线摄片或CT扫描显示额窦炎性改变。

3.急性筛窦炎

筛窦炎发病率次于上颌窦炎,多合并上颌窦炎。炎症可局限在前组筛窦,但以前、后组筛窦同时受累常见。其病因为细菌或病毒感染、变态反应,或并发于急性传染病、外伤等。

(1)临床表现:①头痛局限于内眦或鼻根部或额部,程度轻重不一。②鼻塞、多涕因鼻腔黏膜肿胀,分泌物存留所致。③前筛房病变有流泪、畏光等症状,后筛房病变可出现嗅觉减退,有人可出现发热等全身症状。

(2)诊断要点:①多有上感史或急性传染病史。②鼻根、内眦处压痛,鼻腔黏膜及鼻甲红肿,中鼻道或嗅裂存脓。③X线摄片或CT检查可见筛窦炎性改变。

4.急性蝶窦炎

蝶窦炎少见,症状不典型,常被忽视。急性蝶窦炎因细菌或病毒感染而引起。

(1)临床表现:①头痛为急性蝶窦炎的主要症状,表现为颅底或眼球等深部钝性头痛,也可放射到头顶、额部及枕部,夜间或酒后加重。②多有脓性鼻涕,若鼻分泌物经后鼻孔流至咽部,可引起不时抽吸或吐出。③嗅觉障碍常为唯一主诉,经过治疗多可恢复。④鼻阻塞多因鼻腔黏膜肿胀,分泌物存留所致。

(2)诊断要点:①无典型症状,需综合病史、临床表现进行分析。②鼻内镜检查可发现蝶窦口或蝶筛隐窝有脓液和黏膜红肿等炎性改变。③CT扫描可清楚显示蝶窦病变。

四、治疗

以非手术疗法为主,尽快消除病因,控制感染;促进鼻窦的通气引流,控制感染,以防止发生并发症或转成慢性鼻窦炎。

(一)一般治疗

注意休息,多饮水或进高营养流质饮食。如头痛或局部疼痛剧烈时,可使用镇痛剂。

(二)全身用药

因多为球菌、杆菌或厌氧菌感染,故应首选并足量使用青霉素类抗生素,如患者对青霉素过敏或细菌对此类抗生素具抗药性,可改用其他广谱抗生素或磺胺类药物。在使用抗生素之前或使用时,应做细菌培养和药敏试验。正确选择并足量使用抗炎药物,对防止发生并发症或转成慢性鼻窦炎至关重要。2004年美国鼻窦变态反应健康协会推荐的《急性细菌性鼻窦炎抗生素治疗指南》指出：首选 β_2 内酰胺类抗生素，但对 β_2 内酰胺过敏或最近使用其他药物治疗失败的患者，推荐使用喹诺酮类。喹诺酮类对急性细菌性鼻窦炎主要病原体的细菌学效能是有限的，治疗失败的可能性达到 $20\%\sim25\%$。复方新诺明的联合使用能使发生致命的中毒性表皮坏死松解症的危险性升高。临床医师应该注意速发型超敏反应及其他少见的不良反应。对 β_2 内酰胺类有速发型超敏反应的儿童可能需要借助脱敏治疗、鼻窦穿刺或其他的辅助措施等。

(三)局部治疗

1.鼻部用药

常用 1% 麻黄碱液或呋喃西林麻黄碱液、氯霉素麻黄碱液滴鼻。若为急性额窦炎或筛窦炎，滴鼻时应采用头后仰位。若为急性上颌窦炎应采用侧头位，使黏膜消肿，改善鼻窦的通气引流而减轻头痛。用 1% 丁卡因加 2% 麻黄碱混合液棉片，置于中鼻道前段最高处，每天更换 $1\sim2$ 次，使额窦开口处的黏膜消肿以促进其通气引流，可减轻急性额窦炎患者之头痛。

2.鼻窦置换疗法

鼻窦置换疗法适用于各种非急性期的鼻窦炎，而仍有多量脓涕及鼻阻塞者，以利鼻窦引流。

3.上颌窦穿刺冲洗

急性上颌窦炎无并发症者，在全身症状消退和局部炎症基本控制时，可行上颌窦穿刺冲洗，有时一次冲洗即愈。亦可于冲洗后向窦内注入抗生素或类固醇激素，每周 $1\sim2$ 次，直至痊愈。

4.蝶窦冲洗

在鼻内镜窥视下，将细长吸引器头放入蝶窦开口处进行抽吸和冲洗。

5.额窦钻孔引流

适用于保守治疗无效，或病情加重，可能引起额骨骨髓炎的患者。即于患侧额窦前下壁处钻一直径约 0.8 cm 的孔至窦腔内，经此孔吸出脓液，用生理盐水冲洗，并置入引流管从鼻腔引出，在症状消除后适时从鼻腔拔管。

6.物理治疗

超声雾化蒸气吸入、红外线照射、超短波电疗、电透热法和局部热敷等物理疗法，对改善局部血液循环，促进炎症消退或减轻症状均有帮助。行超声雾化或蒸气吸入时，多用 α-糜蛋白酶，或庆大霉素 8×10^4 U 加地塞米松 5 mg。

7.手术疗法

急性期多不宜手术,仅在鼻窦炎症向外扩散而导致毗邻器官发生严重并发症(如眶内或颅内感染)时才施行,但须严格掌握适应证。

五、预防

预防感冒;及时治疗急性鼻炎;鼻腔有分泌物时忌用力擤鼻;积极防治牙病。

第二节 慢性鼻窦炎

急性鼻窦炎感染多次、反复发作后,鼻窦内黏膜产生病变,丧失原有的纤毛上皮功能,同时窦口黏膜肿胀、肥厚,鼻窦引流受阻,导致鼻窦慢性炎症。1993 年,国际鼻窦疾病会议将慢性鼻窦炎定义为症状和体征持续 8 周以上,或反复发生的急性鼻窦炎每年发作 4 次以上。慢性鼻窦炎常为多个鼻窦同时受累,凡累及两个或两个以上鼻窦者谓之多窦炎;当两侧所有鼻窦均受累时则称为全鼻窦炎。

一、病因

(一)窦口鼻道复合体(OMC)阻塞

在慢性副鼻窦炎的病源学研究中有人发现,中鼻道前端鼻旁窦引流通道(前中筛区对应处)是否存在炎性病变,与全组慢性副鼻窦炎的发病有直接因素。此区首先接触呼吸气流,易于沉积细菌及变应原颗粒,局部的反复感染、黏膜肿胀除影响筛窦外,可波及额窦和上颌窦,导致鼻旁窦口肿胀狭窄、闭塞,引流不畅,继发鼻窦内炎性病变。Naumann 将该区域命名为窦口鼻道复合体(ostiomeatal complex,OMC),包括中鼻甲、筛泡、筛漏斗、半月裂、额隐窝及中鼻甲基板以前的鼻窦开口等。作为各鼻窦引流口集中的 OMC 区的病变引起纤毛上皮的损害,进而使黏液纤毛清除功能降低,是鼻窦炎慢性化和复发的重要因素。一般认为 OMC 的阻塞会导致窦腔 PaO_2 的下降、$PaCO_2$ 的上升和黏膜血流的下降,从而使一些毒力较弱的细菌大量繁殖,对黏膜及黏膜下层造成侵袭,引起炎症反应。当炎症未及时控制时,便会导致结缔组织增生及鳞状上皮化生,使黏膜发生不可逆的变化,并加重 OMC 的阻塞,从而使细菌繁殖、黏膜破坏、脓液潴留、

OMC 阻塞,形成恶性循环,最终导致疾病的慢性化和难治性。OMC 阻塞和以下一种或几种因素的相互作用有关:全身性疾病,如上呼吸道感染、变应性疾病或免疫性疾病(IgA 和 IgG 异常)引起黏膜肿胀;分泌液性质的改变,如纤维囊性变;纤毛功能障碍,如原发性纤毛运动障碍或获得性纤毛功能障碍;面部损伤、肿胀或药物所致的鼻腔黏膜局部损害;解剖畸形所致的机械性阻塞,如鼻窦发育不全、中鼻甲反向弯曲、中隔偏曲、后鼻孔闭锁等,钩突和筛漏斗发育的差异可能影响上颌窦、筛窦以及额窦的引流通道,成为慢性鼻窦炎发病的诱因;中鼻甲前下端过度气化可以压迫钩突,阻塞半月裂孔和筛漏斗,引起上颌窦炎和前组筛窦炎。其中病毒感染和变应性因素引起黏膜炎症是 OMC 阻塞最常见的原因。

(二)细菌感染

慢性鼻窦炎绝大多数是鼻窦内的多种细菌感染,致病菌以流感嗜血杆菌及链球菌多见。常见的需氧菌有金黄色葡萄球菌、绿色链球菌、流感嗜血杆菌、卡他莫拉氏菌、表皮葡萄球菌和肺炎链球菌。常见的厌氧菌有消化链球菌属、棒状杆菌属、拟杆菌属和韦荣氏菌属。此类细菌可通过其鞭毛、荚膜等自身毒力以及所释放的毒素、胶原酶和蛋白酶等侵袭黏膜上皮,趋化中性粒细胞、淋巴细胞等炎性细胞,促进前列腺素、组胺等递质的释放,导致黏膜损伤和疾病的发展。

(三)病毒感染

研究发现,近 20% 的急性上颌窦炎患者的上颌窦内存在病毒感染。其中最多见的是鼻病毒,其次为流感和副流感病毒。上呼吸道病毒感染导致黏膜充血和纤毛功能障碍,可继发细菌感染。

(四)黏膜纤毛功能障碍

(1)原发性纤毛功能障碍:如不动纤毛综合征,包括 Karlagnor 综合征,患者由于黏膜纤毛缺乏蛋白壁;囊性纤维化病或黏稠物阻塞症,患者由于血清中存在抑制纤毛活动的物质,从而使得纤毛摆动无力、方向紊乱,无法清除有害物质,引起分泌物潴留,导致疾病的发生,而分泌物变黏稠的原因可能是由于黏液腺分泌物中酸性糖蛋白含量增加,改变了黏膜流变的特性。

(2)继发性纤毛功能障碍:慢性鼻窦炎患者中,一些细菌如铜绿假单胞菌、流感嗜血杆菌可释放某些因子使纤毛运动能力下降、摆动紊乱。从中性粒细胞释放出的蛋白溶酶除了可造成纤毛结构损伤外,还可使纤毛运动停止。窦腔 PaO_2 的下降、$PaCO_2$ 的上升,使得纤毛上皮 ATP 产生减少,进而纤毛运动能力下降。另外鼻腔异物、鼻息肉、局部阻塞均可使纤毛运动功能减低。

5.免疫功能紊乱

(1)免疫缺陷:药物和手术难以治愈的慢性鼻窦炎患者,可能会伴有不同程度的免疫缺陷,如 IgG 亚群缺陷(在儿童特别是 IgG_2 缺陷,表现为反复上呼吸道感染)、IgA 或 IgM 缺陷、低丙种球蛋白血症及多变型免疫缺陷病(CVID)等。因此早期发现免疫缺陷对于预防复发性和慢性鼻窦炎具有重要意义。

(2)变应性反应:变应性鼻炎与鼻窦炎的同时发生率为 25%～70%。鼻腔黏膜变应性炎症对鼻窦炎的影响主要是变应性水肿累及鼻窦口黏膜,造成鼻窦口的狭窄或阻塞,伴发黏液过量分泌,导致鼻窦分泌物潴留,继发细菌感染;变应性水肿累及鼻窦黏膜,同时鼻腔充血堵塞,迫使患者张口呼吸引起窦内氧张力下降;另外,窦腔内上皮通透性增加,导致对微生物的免疫能力下降,易继发细菌感染;变应性炎症反复发作,可提高呼吸道黏膜对变应性和非变应性刺激的反应性。据此认为,变应性炎症和慢性鼻窦炎的发生有着紧密的联系。

(3)真菌免疫反应:变应性真菌性鼻窦炎的发病多由于一个或多个鼻窦内真菌生长繁殖,引起宿主强烈超敏反应,同时伴有鼻腔、鼻窦的感染性炎症,是 IgE 介导的 I 型变态反应和免疫复合物介导的 III 型变态反应的结合;嗜酸粒细胞真菌性鼻窦炎是嗜酸粒细胞介导的,易感个体对真菌超敏反应而致的鼻、鼻窦变应性反应。主要以组织学及鼻分泌物真菌培养阳性,黏蛋白中嗜酸粒细胞聚集,CT 示慢性鼻窦炎症改变为诊断依据。

二、病理

从病理类型来看,慢性鼻窦炎可分为卡他性鼻窦炎和化脓性鼻窦炎。

(一)慢性卡他性鼻窦炎

黏膜正常或增厚,伴有杯状细胞增生,固有层水肿,血管周围浸润,管壁增厚或管腔阻塞,大量浆细胞和肥大细胞浸润。分泌物为黏液性、黏液脓性或浆液性。

(二)慢性化脓性鼻窦炎

上皮层可能出现肉芽形成或缺损,固有层中炎症细胞浸润明显,血管周围浸润较卡他性更严重,少数骨质可能受到侵蚀。按上皮层和固有层变化的特点,又可分为以下各型。

(1)乳头状增生型:表现为黏膜上皮由假复层柱状上皮变为无纤毛的复层鳞状上皮,表皮增厚突起呈乳头状。

(2)水肿型:表现为黏膜固有层剧烈水肿增厚,可呈息肉样变。

(3)纤维型:表现为动脉管壁增厚,周围纤维组织增生,末梢血管阻塞,黏膜固有层中腺体少,纤维组织形成。

(4)腺体型:表现为腺体增生或腺管阻塞,后者可形成囊肿或脓囊肿。

(5)滤泡型:在黏膜的固有层中淋巴细胞聚集形成滤泡,并且有淋巴细胞存在于滤泡内形成小结。

此外,长期慢性炎症的刺激可导致(鼻)窦壁骨质增生,如果慢性感染发生在儿童时期,可致鼻窦发育不良和窦腔狭小。慢性鼻窦炎或复发发作会导致骨炎,骨炎的范围与感染的次数和病史的长短有关,结果可导致鼻窦窦腔容积减少。鼻窦骨壁的增厚和硬化一方面继发于长期慢性炎症,另一方面加重鼻窦口阻塞,使炎症难以缓解。

三、临床表现

(一)全身症状

慢性鼻窦炎的症状常较轻,少数人可无明显症状,一般可有食欲不振、易疲倦、记忆力减退、思想不集中等症状。极少数患者可有持续性低热。

(二)局部症状

(1)多脓涕:为主要症状,呈黏脓性或脓性,色黄或灰绿。前组鼻窦炎患者,鼻涕易从前鼻孔擤出;后组鼻窦炎者,鼻涕多经后鼻孔流入咽部,患者自觉咽部有痰,常经咽部抽吸后吐出。牙源性上颌窦炎的鼻涕常有腐臭味。

(2)鼻塞:亦为主要症状,是因鼻黏膜肿胀、鼻甲息肉样变、息肉形成或鼻内分泌物较多所致,有时亦可因脓涕太多,于擤出鼻涕后鼻塞减轻。

(3)头昏、头痛:慢性鼻窦炎多表现为头沉重感,急性发作时可有头痛,均为鼻窦内引流不畅所致。一般表现为钝痛和闷痛,乃因细菌毒素吸收所致的脓毒性头痛,或因窦口阻塞、窦内空气被吸收而引起的真空性头痛。头痛多有时间性或固定部位,多为白天重、夜间轻,且常为一侧性,如为双侧者必有一侧较重;前组鼻窦炎者多在前额部,后组鼻窦炎者多在枕部;休息、滴鼻药、蒸汽吸入或引流改善、鼻腔通气后头痛减轻;咳嗽、低头位和用力时因头部静脉压升高而使头痛加重;吸烟、饮酒和情绪激动时头痛。

(4)嗅觉减退或消失:一是由于鼻黏膜肿胀、鼻塞,气流不能进入嗅觉区域,多属暂时性;二是由于嗅区黏膜受慢性炎症长期刺激,嗅觉功能减退或消失可能为永久性。

(5)视力障碍:多因筛窦炎和蝶窦炎引起,但较少见。

(三)检查

1.鼻腔检查

前鼻镜检查可能见到鼻黏膜慢性充血、肿胀或肥厚,中鼻甲肥大或息肉样变,中鼻道变窄、黏膜水肿或有息肉。前组鼻窦炎其脓涕多在中鼻道内;后组鼻窦炎多在嗅裂、后鼻孔,或鼻咽顶部有脓;下鼻道有大量脓液者,应考虑到慢性上颌窦炎。必要时应做后鼻镜检查,可观察上鼻道是否有脓液。未见鼻道有脓液者,可用1‰麻黄碱收缩鼻黏膜并行体位引流后,复做上述检查,可助诊断。

2.口腔和咽部检查

牙源性上颌窦炎者同侧上列牙可能存在病变,后组鼻窦炎者咽后壁可能见到脓液或干痂附着。

3.鼻窦 A 型超声波检查

本检查具有无创、简便、迅速和可重复检查等优点。适用于上颌窦和额窦,可发现窦内积液、息肉或肿瘤等。

4.纤维鼻咽喉镜或鼻内镜检查

可清楚准确地判断上述各种病变以及窦口及附近区域的病变。

5.鼻窦穿刺

传统的上颌窦穿刺简单易学,在诊断和初步缓解患者症状方面是手术所不能替代的。多用于上颌窦,通过穿刺冲洗以了解窦内脓液的性质、量及有无恶臭等,且便于脓液细菌培养和药物敏感试验,据此判断病变程度和制定治疗方案,并且收集潴留液做细菌学和细胞学检查,以便检查包括真菌在内的致病菌以及早期诊断出恶性病变。

6.影像学检查

(1)鼻窦 X 线片:可显示窦腔大小、形态以及窦内黏膜不同程度增厚、窦腔密度增高、液平面或息肉阴影等。面部单纯 X 线检查(华氏位、柯氏位)时,通常鼻旁窦无骨质破坏所见。急性发作后的慢性鼻窦炎影像学特征与急性鼻窦炎相似,表现为黏骨膜增厚,慢性纤维化,伴息肉样增生,分泌物潴留,导致鼻窦密度增高,透过性下降。

(2)鼻窦 CT:慢性鼻窦炎 CT 扫描诊断主要参考冠状位和水平位。影像特征为黏膜肥厚,鼻窦内充满软组织密度阴影。慢性鼻窦炎中,前筛最常受累,上颌窦及额窦炎常与 OMC 的结构和病变状况有关。单纯上颌窦炎较为多见,但对单侧上颌窦病变应与血管瘤、内翻性乳头状瘤鉴别;若上颌窦内密度不均,则应考虑真菌性鼻窦炎的可能,同时也要与恶性肿瘤鉴别;孤立性额窦炎较少见。

(四)各组鼻窦炎分述

1.慢性上颌窦炎

慢性上颌窦炎多因急性上颌窦炎反复发作,或治疗不彻底迁延而致。也可因鼻甲肥大、鼻中隔偏曲、鼻息肉、鼻腔肿瘤、鼻腔异物等阻塞中鼻道和上颌窦口而引起。

(1)临床表现:①一侧或双侧鼻塞,程度视鼻腔黏膜肿胀范围、分泌物多少、气候变化而定,鼻塞发生后,常引起嗅觉减退。②多涕为主要症状,单侧或双侧,可以从前鼻孔流出,也可以向后流入鼻咽部后经口吐出。分泌物为黏脓性或脓性。③可有头部钝痛,但程度明显轻于急性上颌窦炎。多为上午轻,下午重。也有人时感头昏,注意力不集中、记忆力下降。

(2)诊断要点:①注意既往急性发病情况和治疗经过,目前有鼻塞、脓涕、头痛等症状。②鼻腔检查可见鼻黏膜慢性充血、肿胀,鼻甲肥大,中鼻道或总鼻道积脓。对可疑而未发现脓液者,先用1%麻黄碱收缩鼻腔和中鼻道黏膜,再行体位引流,数分钟后再检查中鼻道有无脓液,若有可支持诊断。③X线或CT检查可显示窦腔变小、窦内黏膜增厚、密度增高、液平面等,对诊断有重要价值。④行诊断性上颌窦穿刺,若窦腔内有脓液,可确定诊断,并可做脓液细菌培养和药敏试验。

2.慢性筛窦炎

慢性筛窦炎发病率仅次于慢性上颌窦炎,单独发病者少,多合并上颌窦炎。

(1)临床表现:①局部症状为鼻塞、嗅觉减退、流涕等。②头面部疼痛,如窦口受阻,可有额部、鼻根、眼眶处慢性疼痛、闷胀感。③全身症状可有精神不振、倦怠、注意力不集中等。

(2)诊断要点:①慢性筛窦炎很少单独发生,症状不典型,故应全面分析病史,了解起病情况、全身及局部症状。②前鼻镜或鼻内镜检查可见中鼻道或嗅裂处有脓液。③X线摄片或CT扫描显示筛窦炎性病变。

3.慢性蝶窦炎

慢性蝶窦炎很少见,可因急性蝶窦炎反复发作,或其他鼻窦及鼻腔感染而累及。

(1)临床表现:①全身症状轻重不一,可有精神不振、倦怠、头昏等表现。②局部症状可有深部钝性头痛,脓涕,鼻后倒流,嗅觉障碍,鼻塞。

(2)诊断要点:①了解头痛特点,对头深部疼痛者要警惕。②注意嗅沟处有无存脓。③X 线或 CT 扫描可发现蝶窦炎性病变影像,为诊断的主要依据。

四、鉴别诊断

(一)慢性鼻炎

慢性鼻炎流鼻涕不呈绿脓性,亦无臭味,故观察鼻涕的性质是诊断关键;X 线检查鉴别可准确无误,慢性鼻炎病变局限于鼻腔,而慢性鼻窦炎则在鼻窦内可见有炎性病变。

(二)神经性头痛

有些患神经性头痛的患者可长年头痛,反复发作,往往被误认为有鼻窦炎,但这种患者基本没有鼻部症状,故通过临床表现及 X 线检查即可加以鉴别。

(三)其他疾病

包括:①过敏性鼻炎。②阿司匹林性喘息。③鼻窦支气管综合征。④急性鼻窦炎及鼻窦脓肿。⑤术后性上颌窦囊肿为主的鼻窦囊肿性疾病。⑥鼻窦真菌症。⑦牙源性上颌窦炎。⑧乳突瘤、血管瘤、淋巴管瘤等鼻窦良性肿瘤。⑨恶性肿瘤。⑩韦格内肉芽肿、结核等。

五、分型和分期

目前关于慢性鼻窦炎的分型和分期仍沿用以下标准(中华医学会耳鼻咽喉科学分会、中华耳鼻咽喉科杂志编辑委员会制定的《慢性鼻窦炎鼻息肉临床分型分期及内镜鼻窦手术疗效评定标准》)。

分型、分期标准(以侧计,前后筛窦分开计)具体如下。

Ⅰ型:单纯型慢性鼻窦炎(保守治疗无效)。①1 期:单发鼻窦炎。②2 期:多发鼻窦炎。③3 期:全鼻窦炎。

Ⅱ型:慢性鼻窦炎伴鼻息肉。①1 期:单发鼻窦炎伴单发鼻息肉。②2 期:多发鼻窦炎伴多发鼻息肉。③3 期:全鼻窦炎伴多发鼻息肉。

Ⅲ型:全鼻窦炎伴多发性、复发性鼻息肉和/或筛窦骨质增生。

六、治疗

以改善鼻腔通气和引流,排除脓液为治疗原则。

(一)去除病因

去除相关病因,可行扁桃体和腺样体切除术。变态反应与慢性鼻窦炎关系甚密切,互为因果,必须同时治疗感染和变态反应。

(二)局部用药

(1)以减充血剂为主,能改善鼻腔通气和引流,常用1%麻黄碱滴鼻液。应强调的是,此类药不宜长期应用,否则可导致药物性鼻炎,使鼻塞加重或不可逆。本病多数与变态反应有关,故减充血剂内可适当加入类固醇类激素药物。此外,滴鼻剂配伍中应含有保护和恢复鼻黏膜纤毛活性的成分,如 ATP、溶菌酶等。

(2)上颌窦穿刺:对于鼻窦内积脓较多而又不易排出者可用此法,常用于上颌窦炎,每周1~2次。必要时可经穿刺针导入硅胶管留置于窦内,以便每天冲洗和灌入抗生素与类固醇激素等药物。

(3)置换法:应用于额窦炎、筛窦炎和蝶窦炎,最宜于慢性化脓性全鼻窦炎者及儿童慢性鼻窦炎者。用鼻腔交替负压置换法,可将以0.5%麻黄碱滴鼻液为主并适当配入抗生素、糖皮质激素和 α-糜蛋白酶的混合液带入窦腔。

(4)物理治疗:如超声雾化、透热疗法、微波治疗等。

(三)全身药物治疗

(1)抗生素类:对于慢性鼻窦炎急性发作者,口服阿莫西林-克拉维酸钾1.0 g,每天2次,可取得良好疗效;大环内酯类抗生素对慢性鼻窦炎作用的临床实验是近年的重要进展,给予每天400~600 mg 红霉素,时间3~6个月,各种症状可全面改善,与氧氟沙星联用效果更好。

(2)中药和中成药类:慢性鼻窦炎中医称之为鼻渊,与肺、脾的虚损有关,故治法宜温补肺气或健脾益气,通利鼻窍。

基础方药:茯苓12 g,党参、白术、陈皮、山药、苍耳子、辛夷、白芷各10 g。脓涕多者加鱼腥草12 g,冬瓜子10 g;头昏头痛者加川芎10 g,菊花10 g;鼻塞重、嗅觉下降者加鹅不食草10 g。中成药临床常见的有鼻渊舒口服液、鼻窦炎口服液等。中西医结合治疗效果较好。

(3)免疫治疗:鼻局部使用类固醇激素制剂已成为治疗慢性鼻窦炎的一线药物;对于免疫球蛋白 G 缺陷,且对抗生素治疗不敏感的患者,应静脉给予免疫球蛋白治疗。

(4)改善黏膜纤毛传输功能治疗:可采用缓冲性高渗盐水冲洗鼻腔,也可口服稀化黏素(吉诺通)、溴坏己胺醇(兰勃素)等。

(四)手术治疗

(1)辅助手术:以改善鼻窦通气引流,促进鼻窦炎症消退为目的,如切除部分中鼻甲,清除鼻腔息肉,咬除膨大的筛泡,矫正鼻中隔偏曲等。

(2)鼻窦手术:分为经典的鼻窦根治(或清理)术及新近的功能性内镜鼻窦手术。以 Caldwell Luc 或 Denker 术式为主的根治手术自 19 世纪以来已有百年历史。无论哪种鼻内手术都具有代表性。从 20 世纪 70 年代开始,以奥地利及德国为主率先在欧洲施行了内镜下鼻内手术,美国于 1980 年,日本在 20 世纪 90 年代以后也相继广泛开展了内镜下鼻内鼻窦手术。迄今,这种手术已经成为主流。

第三节 儿童鼻窦炎

儿童鼻窦炎是儿童较为常见多发病。因儿童语言表达能力有限,故易被家长及医师所忽视。其病因、症状、体征、诊断和治疗原则与成人鼻窦炎相比有相同点亦有特殊性。近年来,儿童鼻窦炎正越来越受到临床医师重视。一般说来,小儿鼻窦炎常发生于学龄前期及学龄期(5～9 岁)。最常见的致病菌是肺炎球菌、链球菌和葡萄球菌。感染严重者可引起鼻窦附近组织甚至颅内的并发症。

一、病因

(1)窦口鼻道复合体阻塞性病变是鼻窦炎的最主要原因。诱导阻塞产生的主要因素有:全身性疾病,如上呼吸道感染、变应性疾病引起黏膜肿胀;解剖畸形,如鼻窦发育不全、中隔偏曲、后鼻孔闭锁等所致的机械性阻塞;先天性鼻部发育畸形、扁桃体、腺样体肥大并感染,也是容易发生鼻窦炎的因素;以及面部损伤肿胀或药物所致的鼻黏膜局部损害。病毒感染引起黏膜炎症是 OMC 阻塞常见的原因,儿童在出生时钩突、筛漏斗、半月裂和筛泡虽已发育完成,OMC 结构与成人基本一致,但相对狭窄,如果出现上述各种诱发因素,则更易引起阻塞,导致鼻窦正常功能紊乱并加重黏膜的病变和导致纤毛功能受损、分泌物潴留等,这些病理生理学改变又反过来加重感染。

(2)由于各个鼻窦的发育时间不同,各个鼻窦发病最早时间也各不同。上颌窦和筛窦较早发育,故常先受感染,额窦多在 7 岁以后发病,蝶窦炎多见于 10 岁以上患儿。5 岁以上儿童患鼻窦炎较多。

（3）儿童鼻窦口较大,窦腔发育气化不全,鼻腔、鼻道狭窄,黏膜与鼻腔相连,且黏膜中血管和淋巴管较丰富,发生感染易致鼻窦引流通气功能障碍,分泌物潴留,致病菌繁殖。

（4）儿童机体抵抗力、外界适应力均较差,多有扁桃体和腺样体肥大,易发生上呼吸道感染或各种并发有上呼吸道感染的传染病,如流行性感冒、麻疹、猩红热等,导致急、慢性鼻窦炎发病。变态反应是儿童鼻窦炎发病的重要因素,也是鼻窦炎复发的主要原因之一。变态反应可引起鼻腔黏膜水肿,分泌物增多,窦口引流不通畅,导致鼻窦感染,而感染又可加重鼻黏膜变态反应,形成恶性循环,在治疗过程中应重视对变态反应的控制。

（5）其他:包括鼻外伤、鼻腔异物、不良生活习惯和行为及特异性体质,纤毛不动综合征、先天性丙种球蛋白缺少症、Kartagener综合征等,也常易并发鼻窦炎。

二、病理

（一）急性型

早期仅累及黏膜层,出现黏膜充血,继而血管扩张,渗透性增加,渗出物经过扩张的毛细血管流入窦腔,上皮下层有多形核白细胞和淋巴细胞浸润,基底膜变厚,黏液腺分泌增加,分泌物为浆液性或黏液性。以后出现化脓性感染,窦腔黏膜水肿及血管扩张加重,炎性细胞浸润更为明显,分泌物变为黏脓性,时间越久,充血越重,毛细血管可破裂出血。由于水肿压迫,使血液供应不足,可发生纤毛上皮细胞坏死脱落,此时分泌物为黄色脓液。少数患者可发生窦壁骨炎、骨髓炎和其他并发症,一般多见于幼儿。黏膜充血、肿胀、息肉样变、分泌物呈黏液性或浆液性,严重时可转为脓性。

（二）慢性隐蔽型

鼻窦黏膜表现为水肿型、滤泡型或肥厚型病变,纤维型病变罕见。水肿型病理见黏膜固有层水肿增厚,可有息肉样变;滤泡型可见固有层中淋巴细胞聚集形成滤泡,并且有淋巴细胞存在于滤泡内形成小结;纤维型镜下见动脉管壁增厚,末梢血管阻塞,黏膜固有层中腺体减少,周围纤维组织增生。

三、临床表现

（一）急性鼻窦炎

（1）全身症状明显,如发热、畏冷、烦躁不安、哭闹或精神萎靡、食欲不振、呼吸急促、拒食。甚至抽搐,常伴有上、下呼吸道炎症症状,如咽痛、咳嗽等。

(2)局部症状:鼻塞、流脓涕、鼻出血。上颌窦炎可导致患侧颜面部红肿,局部皮温升高,牙痛;额窦炎导致头痛,一般呈晨重夕轻特点;蝶窦炎多见于年长儿,可致枕部疼痛。鼻窦炎严重时可致中耳炎,视神经和翼管神经受累症状;脓涕倒流可致咳嗽、恶心、呕吐、腹疼等症状,累及周围器官可致中耳炎。较大儿童可能主诉头痛或一侧面颊疼痛。并发眶内并发症者,较成人稍多见。

(二)慢性鼻窦炎

主要表现为间歇性或持续性鼻塞,黏液性或黏脓性鼻涕,有时鼻涕倒流入咽部,则无流涕症状,常频发鼻出血。严重时可伴有全身中毒症状,长期病变可发生贫血、胃纳不佳、体重下降、营养不良、胃肠疾病、关节痛、易感冒,甚至影响面部发育和智力、体格发育。还可出现相邻器官症状,如支气管及肺部炎症、声嘶、颈淋巴结肿大、慢性中耳炎、泪囊炎、结膜炎及咽炎等。

(三)并发症

目前由于抗生素的广泛使用,儿童鼻窦炎的并发症已大为减少。

1.支气管炎

支气管炎为最常见并发症,由于鼻窦内分泌物流入气管,使气管、支气管黏膜发生炎性反应。

2.中耳炎

由于儿童咽鼓管咽口位置低,咽鼓管走向较直而短,鼻腔分泌物刺激咽鼓管时易造成黏膜水肿,鼓室通气功能障碍,导致分泌性中耳炎或脓涕容易进入鼓室内导致鼓室内黏膜炎症、渗出。

3.上颌骨骨髓炎

上颌骨骨髓炎多见于婴幼儿,因上颌窦发育早,窦腔小、骨壁厚,且富有血管,故受感染时易侵及上颌骨骨膜、骨髓。致病菌多为葡萄球菌,又以金黄色葡萄球菌多见,多数学者认为血行性感染为主要感染途径。症状表现为起病快,高热、哭闹不安等全身中毒症状,面颊部、下眼睑、结膜肿胀,可伴眼球突出、活动受限,同侧鼻腔流脓涕之后出现上颌牙龈、硬腭、牙槽处发生红肿,后破溃,形成漏管。如继续发展则形成死骨,牙胚坏死、脱落。本病早期诊断治疗非常重要,诊断主要根据症状、体征。早期由于骨质破坏不明显,X线检查意义不大。早期治疗能缩短病程,减少损害,预后较好,主要为全身应用敏感抗生素,配合局部分泌物引流排脓。晚期患者死骨形成不能排出者,可施行刮治和死骨截除术。

4.眼眶并发症

由于眼眶与窦腔的血管、淋巴管互为联系,鼻窦感染可经血管、淋巴管及骨孔间隙扩散至眼眶,引起眶蜂窝织炎、眶骨膜炎、眶内脓肿。

5.其他

其他并发症如局限性额骨骨髓炎、颅内感染、关节炎、贫血、智力障碍、营养不良等。

四、诊断

诊断原则同成人鼻窦炎,但又有其特点。由于儿童检查不配合,表达能力有限及解剖结构的特殊性,导致了一些不典型患者诊断困难,尤其是年幼儿。因此,耐心详细询问病史和健康检查非常重要。对5岁以下小儿宜详询其家属有无可疑病因和鼻部症状,如上呼吸道感染或急性传染病病史,鼻塞、流涕等症状。局部检查,在小儿急性鼻窦炎时,鼻窦邻近组织的红肿、压痛及鼻涕倒流入咽部等现象较成人多见;在慢性鼻窦炎,鼻涕可能极少。在婴儿,下鼻甲下缘与鼻腔底接触是正常现象,不可误认为鼻甲肥大。X线检查受儿童工颌窦内黏膜较厚及芽孢等影响,对5岁以下患儿诊断作用有限。鼻窦CT扫描更有助于诊断。另外,一些治疗手段如上颌窦穿刺、鼻腔置换疗法对诊断亦有意义。上颌窦穿刺冲洗如为阳性即可确诊,但是穿刺结果如为阴性,也不能排除上颌窦炎的存在。需要强调的是单侧鼻腔流脓涕,特别是有合并异味者应注意排除鼻腔异物。

五、治疗

(1)以保守治疗为主,注意儿童保暖,增强机体免疫力,使用抗生素和局部类固醇激素。除非已有严重并发症,一般不主张手术。抗生素的使用要合理、足量,以控制感染,疗程一般为7~12天,可配合稀释分泌物药物使用。急性期给予湿热敷、物理治疗、局部滴用血管收缩剂、鼻腔蒸气吸入等。0.5%麻黄碱滴鼻液滴鼻,通畅引流。另外,不能忽视对过敏性鼻炎的治疗。过早停药会导致治疗不彻底而转为慢性。鼻腔使用低浓度血管收缩剂和糖皮质激素喷剂,以利鼻腔通气和窦口引流。并应注意休息,给以营养丰富、易于消化的食物。

(2)上颌窦穿刺冲洗、注药术同样是治疗儿童上颌窦炎行之有效的方法。由于患儿多不配合,可于第一次穿刺成功后经针芯置管于窦腔内,外露部分固定于皮肤表面,方便反复冲洗。留置时间一般以不超过1周为宜。由于儿童上颌窦的位置相对下鼻道位置较高,穿刺针方向与成人相比应略向上、向后,获突破感后即停止进针。正负压置换法是儿童慢性鼻窦炎门诊治疗的最常用方法,但需要儿童的配合及医护人员的严谨操作,可用于慢性鼻窦炎及急性鼻窦炎全身症状消退期。用于幼儿,因当哭泣时软腭已自动上举封闭鼻咽部,即使不会发出

"开、开"声,也可达到治疗要求。

(3)应当在系统的保守治疗无效后方考虑手术。在严格掌握适应证情况下,可考虑施行下鼻道内开窗术或鼻息肉切除术及功能性内镜鼻窦于术。鼻内镜鼻窦手术是成人鼻窦炎的首选手术方法,因其有在去除病变的基础上,能最大限度地保留正常组织结构,具有减少手术对颜面发育的不良影响等优点,目前也被广泛地运用于儿童鼻窦炎的治疗。和成人不同的是应注意儿童鼻窦比较小,毗邻结构关系亦不同于成人;手术操作应轻柔仔细,减少术后水肿、粘连;术后换药需要患儿能配合,必要时仍需在全麻下换药。有文献报道,鼻内镜鼻窦手术有效率为75%～90%。对慢性鼻窦炎又有腺样体肥大者,则宜早期行腺样体切除术。传统手术方法尚有扁桃体摘除和局限性鼻中隔矫形。

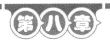

咽部炎性疾病

第一节 急性鼻咽炎

急性鼻咽炎是鼻咽部黏膜、黏膜下和淋巴组织的急性炎症,好发于咽扁桃体。在婴幼儿较重,而成人与较大儿童的症状较轻,多表现为上呼吸道感染的前驱症状。

一、病因

致病菌主要为乙型溶血性链球菌、葡萄球菌,亦可见病毒与细菌混合感染患者。受凉、劳累等因素致使机体抵抗力下降是其诱因。

二、临床表现及检查

在婴幼儿,全身症状明显,且较重。常有高热、呕吐、腹痛、腹泻及脱水症状,有时可出现脑膜刺激症状。严重时可出现全身中毒症状。而局部症状为鼻塞及流鼻涕,且多在起病后数天出现。鼻塞严重时可出现张口呼吸及吸乳困难。鼻涕可为水样涕,亦可是黏脓性。成人及较大儿童,全身症状不明显,而以局部症状为主,如鼻塞及流水样涕或黏脓性涕。且常有鼻咽部干燥感或烧灼感症状,有时有头痛。

检查:颈部淋巴结可肿大并有压痛。口咽部检查可见咽后壁有黏脓自鼻咽部流下。鼻咽部检查显示黏膜弥漫性充血、水肿,多以咽扁桃体处为甚,并有黏脓性分泌物附着。婴幼儿因检查难以配合,鼻咽部不易窥见。

三、诊断

成人和较大儿童,由于局部症状明显,检查配合,在间接鼻咽镜及纤维鼻咽镜下较易看清鼻咽部病变情况,故不难诊断。而在婴幼儿,多表现为较重的全身症状,早期易误诊为急性传染病及其他疾病,待局部症状明显时才考虑到此病。故婴幼儿出现鼻塞、流鼻涕且伴有发热等全身症状时,应考虑到本病的可能。颈部淋巴结肿大和压痛有助于诊断。

四、并发症

急性鼻咽炎可引起上、下呼吸道的急性炎症、咽后壁脓肿及中耳炎症。在婴幼儿可并发肾脏疾病。

五、治疗

全身及局部治疗。根据药敏试验结果选用相应抗生素或选用广谱抗生素全身应用,对病情严重者,须采取静脉给药途径,足程足量,适当应用糖皮质激素,以及时控制病情,防止并发症的发生。另外支持疗法的应用:如婴幼儿须卧床休息,供给新鲜果汁和温热饮料、补充维生素以及退热剂的应用等。局部治疗多用 $0.5\%\sim1\%$ 麻黄碱或 0.05% 羟甲唑啉及 3% 链霉素滴鼻剂或其他抗生素滴鼻剂滴鼻,以便使鼻部分泌物易于排出,使鼻塞症状改善,抗生素药液易流到鼻咽部,达到治疗目的。另外局部涂以 10% 弱蛋白银软膏亦可减轻症状。如本病反复发作,在已控制炎症的基础上可考虑行腺样体切除术。

六、预后

成人和较大儿童预后良好。婴幼儿患者可因其并发症或全身中毒症状过重而有生命危险。

第二节　慢性鼻咽炎

一、病因

慢性鼻咽炎是一种病程发展缓慢的慢性炎症,常与邻近器官或全身的疾病并存。急性鼻咽炎反复发作或治疗不当,鼻腔及鼻旁窦炎症时分泌物刺激,鼻中隔偏曲,干燥及多粉尘的环境,内分泌功能紊乱,胃肠功能失调,饮食无节制等因素,均可能为其诱因。而腺样体残留或潴留脓肿、咽囊炎等可能使鼻咽部长期受到刺激而引起炎症。慢性鼻咽炎与很多原因不明的疾病和症状有密切关系:如头痛、眩晕、咽异物感、变应性鼻炎、风湿性心脏病及关节炎、长期低热、牙槽溢脓、口臭及嗅觉消失等。当慢性鼻咽炎治愈后,这些久治不愈的疾病或症状,有时也可获得痊愈或有明显改善。

二、症状与检查

鼻咽干燥感,鼻后部有黏稠分泌物,经常想将之咳出或吸涕,故可频繁咳痰或吸痰,还可有声嘶及头痛等,头痛多为枕部钝痛,为放射痛。检查可见鼻咽黏膜充血、增厚,且有稠厚黏液或有厚痂附着。咽侧索可红肿,特别在扁桃体已切除后的患者,是为代偿性增生肥厚。全身症状不明显。

三、诊断

因病程发展很慢,可长期存在而不被察觉,一般的检查方法难以确诊。而电子纤维鼻咽镜检查不难确诊。Horiguti(1966)建议用蘸有 1% 氯化锌液的棉签涂软腭的背面或鼻咽各壁,慢性鼻咽炎患者在涂抹时或涂抹后局部有剧烈的疼痛,并有少量出血,或可提示较固定的放射性头痛的部位,也可确诊。如软腭背面的疼痛向前额部放射;鼻咽后壁的疼痛向枕部放射;鼻咽顶部的疼痛向顶部放射;下鼻道后外侧壁的疼痛向颞部放射。

四、治疗

找出致病原因,予以病因治疗。而加强锻炼,增加营养,多饮水,提高机体抵抗力更为重要。局部可用 1% 氯化锌液涂擦,每天 1 次,连续 2～3 周。应用 5%～10% 硝酸银涂抹鼻咽部,每周 2～3 次。还可使用 3% 链霉素滴鼻剂和油剂(如复方薄荷油滴鼻剂、清鱼肝油等)滴鼻,且可应用微波及超短波电疗等物理疗法,以改善其症状。

第三节　急性扁桃体炎

急性扁桃体炎为腭扁桃体的急性非特异性炎症,常继发于上呼吸道感染,可伴有不同程度的咽部黏膜和淋巴组织的急性炎症。多见于 10～30 岁的青少年,一般以春秋两季气温变化时最多见,常由干劳累、受凉、潮湿、烟酒过度、营养不良而发病。主要致病菌为乙型溶血性链球菌。本病可通过飞沫、食物或直接接触传染,潜伏期为 2～4 天。

一、病理学分类

依据病理变化可分为 3 类。

(一)急性卡他性扁桃体炎

急性卡他性扁桃体炎多为病毒(腺病毒、流感或副流感病毒等)引起。病变较轻。扁桃体表面黏膜充血,无明显渗出物。

(二)急性滤泡性扁桃体炎炎症

侵入扁桃体实质内的淋巴滤泡,引起充血、肿胀,重者可出现多发性小脓肿,隐窝口之间的黏膜下可见较多大小一致的圆形的黄白色点状化脓滤泡。这些化脓的滤泡一般不在扁桃体表面隆起,但透过黏膜表面可以窥见。

(三)急性隐窝性扁桃体炎

扁桃体充血肿胀,隐窝内有由脱落上皮细胞、纤维蛋白、白细胞及细菌等组成的渗出物,且可逐渐增多,从隐窝口溢出,有时互相连成一片形似假膜,易于拭去。

临床上常将急性滤泡性扁桃体炎和急性隐窝性扁桃体炎合称为急性化脓性扁桃体炎。

二、诊断

(一)症状与体征

1.全身症状

多见于急性滤泡性和急性隐窝性扁桃体炎,起病较急,可有畏寒、高热、头痛、食欲缺乏、乏力、便秘等。一般持续 3～5 天。小儿可因高热而引起抽搐、呕吐及昏睡。

2.局部症状

剧烈咽痛,起初多为一侧痛,继而发展至对侧,也可放射至耳部。吞咽或咳嗽时咽痛加重。疼痛较剧者可致吞咽困难,说话时言语含糊不清。若炎症波及咽鼓管,则可出现耳闷、耳鸣及耳痛症状,有时还可引起听力下降。幼儿的扁桃体肿大还可引起呼吸困难。

3.体格检查

(1)患者呈急性病容,面色潮红,高热,不愿说话或畏痛而惧怕做吞咽动作。口臭,伸舌可见舌苔。

(2)咽部黏膜呈弥漫性充血,以扁桃体及两腭弓最严重。

(3)腭扁桃体肿大,在其表面可见黄白色点状脓泡,或在隐窝口处有黄白色或灰白色点状豆渣样渗出物,可连成一片形似假膜,易拭去。

(4)下颌角淋巴结肿大,且有明显压痛。有时因疼痛而转头不便。

(二)特殊检查

实验室检查:急性扁桃体炎时,血常规检查白细胞总数和中性粒细胞常增多。可有红细胞沉降率(ESR)和C反应蛋白(CRP)增高。

三、鉴别诊断

急性扁桃体炎需与咽白喉、猩红热、樊尚咽峡炎及单核细胞增多症、粒细胞缺乏症、白血病引起的咽峡炎等相鉴别。白喉等传染性疾病通常具有传染源接触史、典型的全身表现及实验室检查结果,咽部分泌物或假膜涂片查找不同病原体可供鉴别。血液系统疾病可通过血常规等实验室检查以资鉴别,必要时可行骨髓穿刺细胞学。

四、治疗要点

(一)抗生素治疗

抗生素治疗为主要治疗方法。首选青霉素,根据有无化脓、体温、血常规异常等情况,决定给药途径(静脉或肌内)。对于部分中性粒细胞下降的患者可采用抗病毒药。

(二)局部治疗

局部治疗常用含漱液、含片或喷剂,如复方硼砂溶液、1∶5 000 呋喃西林溶液、西地碘片、草珊瑚含片、西瓜霜喷剂等。

(三)一般治疗

卧床休息,多饮水,半流质或软食,加强营养及疏通大便。咽痛或高热时,可服用解热镇痛药。

第四节　慢性扁桃体炎

慢性扁桃体炎多由急性扁桃体炎反复发作或因腭扁桃体隐窝引流不畅,窝内细菌、病毒滋生感染而演变为慢性炎症,是临床上最常见的疾病之一。

一、病因

本病的发生机制尚不清楚,链球菌和葡萄球菌为本病的主要致病菌。

(1)急性扁桃体炎反复发作,使隐窝内上皮坏死,隐窝引流不畅,细菌与炎性渗出物聚集其中,导致本病。

(2)继发于急性传染病,如猩红热、白喉、流感、麻疹等。也可继发于鼻腔及鼻窦等邻近组织器官感染。

(3)近年来一些学者认为慢性扁桃体炎与自身变态反应有关。

二、病理

本病可分为 3 种类型。

(一)增生型

因炎症反复刺激,腺体淋巴组织与结缔组织增生,腺体肥大、质软,突出于腭弓之外,多见于儿童。扁桃体隐窝口宽大,可见有分泌物堆集或有脓点。镜检:腺体淋巴组织增生,生发中心扩大,丝状核分裂明显,吞噬活跃。

(二)纤维型

淋巴组织和滤泡变性萎缩,为广泛纤维组织所取代,因瘢痕收缩,腺体小而硬,常与腭弓及扁桃体周围组织粘连。病灶感染多为此型。

(三)隐窝型

腺体隐窝内有大量脱落上皮细胞、淋巴细胞、白细胞及细菌聚集而形成脓栓或隐窝口因炎症瘢痕粘连,内容物不能排出,形成脓栓或囊肿,成为感染灶。

三、临床表现

常有急性扁桃体炎反复发作病史,发作时常有咽痛;发作间歇期自觉症状少,可有咽干、发痒、异物感、刺激性咳嗽等轻微症状。若扁桃体隐窝内潴留干酪样腐败物或有大量厌氧菌感染,则出现口臭。小儿患者如扁桃体过度肥大,可能出现呼吸不畅、睡眠打鼾、吞咽或言语共鸣障碍。由于隐窝脓栓被咽下,刺激胃肠,或隐窝内细菌、毒素等被吸收引起全身反应,导致消化不良、头痛、乏力、低热等。

四、检查

扁桃体和腭舌弓呈慢性充血,黏膜呈暗红色。挤压腭舌弓时,隐窝口可见黄、白色干酪样点状物溢出。扁桃体大小不定,成人扁桃体多已缩小,但表面可见瘢痕,凹凸不平,常与周围组织粘连。患者下颌角淋巴结常肿大。

五、诊断及鉴别诊断

根据病史,结合局部检查进行诊断。患者有反复急性发作病史,为本病诊断的主要依据。局部检查时如发现扁桃体及腭舌弓慢性充血,扁桃体表面凹凸不平,有瘢痕或黄白色点状物,挤压腭舌弓有分泌物从隐窝口溢出,则可确诊。扁桃体的大小并不能判断其炎症程度,故不能以此作出诊断。本病应与下列疾病相鉴别。

(一)扁桃体生理性肥大

扁桃体生理性肥大多见于小儿和青少年,无自觉症状,扁桃体光滑、色淡,隐窝口清晰,无分泌物潴留,与周围组织无粘连,触之柔软,无反复炎症发作病史。

(二)扁桃体角化症

扁桃体角化症常易误诊为慢性扁桃体炎。角化症为扁桃体隐窝口上皮过度角化,出现白色尖形砂粒样物,触之坚硬,附着牢固,不易擦拭掉。如用力擦除,则遗留出血创面。类似角化物也可见于咽后壁和舌根等处。

(三)扁桃体肿瘤

良性肿瘤多为单侧以乳头状瘤较多见,恶性肿瘤以鳞状细胞癌或淋巴肉瘤、非霍奇金氏淋巴瘤较常见,除单侧肿大外还伴有溃烂,并侵及软腭或腭弓,常伴有同侧颈淋巴结肿大,需病理切片确诊。

六、并发症

慢性扁桃体炎在身体受凉受潮、身体衰弱、内分泌紊乱、自主神经功能失调或生活及劳动环境不良的情况下,容易产生各种并发症,如风湿性关节炎、风湿热、心脏病、肾炎、长期低热等。因此,慢性扁桃体炎常被视为全身感染的"病灶"之一。如何把"病灶"和全身性疾病联系起来,学说甚多,较著名的为变态反应学说:认为存在于病灶器官(如腭扁桃体)中的病原体及其毒素代谢产物或腺病毒等,可作为异体抗原,使体内形成特异性抗体,使机体形成过敏状态。同时,病灶器官本身的实质细胞因感染而损伤,脱落离体,又可作为自体抗原,使体内产生自身抗体。此后,若与同样抗原接触、结合将发生变态反应,从而引起各种病灶性疾病。近年来就有人认为,病灶性疾病的发生,可能与腺病毒感染或腺病毒和链球菌的混合感染有关。其他学说有:感染及变态反应学说,即感染与变态反应并存并相互影响形成恶性循环;细菌与病毒感染说,原发灶细菌或毒素直接经血循环扩散作用全身引起相关脏器病变等。

慢性扁桃体炎是否成为全身其他部位感染的"病灶",应考虑下列几点。

(一)病史

慢性扁桃体炎引起全身性并发症时往往具有较明确的因果关系,即扁桃体炎是因,并发疾病是果,一般情况下就诊时已有多次急性发作病史。例如,肾炎患者,每当扁桃体发炎,间隔一段时间后尿检会出现明显异常变化。

(二)实验室检查

测定血沉、抗链球菌溶血素"O"、血清粘蛋白、心电图等,在"病灶"型患者中,将得到异常的结果。

(三)诊断试验

用下列方法激活扁桃体"病灶活动"。

1.扁桃体按摩法

每侧扁桃体按摩 5 分钟,3 小时后如白细胞增加到 12 000/mm^3 以上、血沉率增加 10 mm 以上为阳性。

2.透明质酸酶试验

在两侧扁桃体内各注射透明质酸酶 0.5 mL(200 单位溶于 1 mL 生理盐水)。1 小时后,体温增加 0.3 ℃、白细胞增加、血沉增快为阳性。

3.超短波照射

扁桃体用超短波照射 10 分钟,4 小时后白细胞增加、血沉率上升为阳性。

(四)阻消试验

用下述方法消除或阻断来自扁桃体内细菌、毒素、抗原等的"病灶"作用,观察并发症的症状变化,以判断二者之间的关联。

1.隐窝冲洗法

用生理盐水或 2% 硼酸水冲洗隐窝。数天后如见关节痛减轻、发热者体温降低、肾炎患者尿内有改善即为阳性。隐窝吸引法原则相同。此法既可用于诊断,也可作为一种保守治疗。

2.Impletol 试验

将 Impletol 液(普鲁卡因 2 g、咖啡因 1.42 g,溶于 100 mL 生理盐水)1 mL,经腭舌弓注入扁桃体的上极黏膜下。3~5 次后关节疼痛消失或减轻,即为阳性。

七、治疗

(一)非手术疗法

可试用下列方法。

（1）基于慢性扁桃体炎是感染-变态反应的观点，本病治疗不应仅限于抗菌药物和手术，而应将免疫治疗考虑在内，包括使用有脱敏作用的细菌制品（如用链球菌变应原和疫苗进行脱敏），应用各种增强免疫力的药物，如注射胎盘球蛋白、转移因子等。

（2）局部涂药、隐窝灌洗、冷冻及激光疗法等均有人适用，远期疗效仍不理想。

（3）加强体育锻炼，增强体质和抗病能力。

（二）手术疗法

目前仍以手术摘除扁桃体为主要治疗方法。但要合理掌握其适应证，只有对那些不可逆性炎症性病变才考虑施行扁桃体切除术。

第五节　急　性　咽　炎

急性咽炎可分为急性单纯性咽炎、急性坏死性咽炎和急性水肿性咽炎 3 种。以单纯性咽炎最常见，后两种均少见，但均凶险。

一、急性单纯性咽炎

急性单纯性咽炎为咽黏膜、黏膜下组织的急性炎症，常累及咽部淋巴组织。可单独发生，亦可继发于急性鼻炎、急性扁桃体炎等，常为上呼吸道急性感染的一部分。多见于冬、春季。

（一）病因

可有下列原因。

1.病毒感染

以柯萨奇病毒、腺病毒多见，鼻病毒及流感病毒次之。病毒可通过飞沫和密切接触而传染。

2.细菌感染

以链球菌、葡萄球菌及肺炎链球菌多见，且以 A 组乙型链球菌引起感染者症状较重。

3.物理及化学因素

亦可引起本病，如高温、刺激性气体等。

上述原因中,以病毒感染和细菌感染较多见。在幼儿,急性单纯性咽炎常为急性传染病的前驱症状或伴发症状,如麻疹、猩红热、流感、风疹等。在成人及较大儿童,则常继发于急性鼻炎、急性扁桃体炎之后。受凉、疲劳、烟酒过度及全身抵抗力下降,均为本病的诱因。

(二)病理

咽黏膜充血,血管扩张及浆液渗出,使黏膜上皮及黏膜下水肿、肿胀,并可有白细胞浸润。黏液腺分泌亢进,黏膜表层上皮脱落及白细胞渗出表面。黏膜下的淋巴组织受累,使淋巴滤泡肿大,严重时可突出咽壁表面。如病情进一步发展,则可化脓,有黄白色点状渗出物。常伴有颈淋巴结肿大。

(三)症状

一般起病较急,初觉咽部干燥、灼热、粗糙感、咳嗽,继有咽痛,多为灼痛,且空咽时咽痛较剧。咽侧索受累时,疼痛可放射至耳部。上述局部症状多见于成年人,而全身症状较轻或无。而幼儿及成人重症患者,除上述局部症状外,还可伴有较重的全身症状,如寒战、高热、头痛、全身不适、食欲不振、口渴及便秘等,甚至有恶心、呕吐等。其症状的轻重与年龄、抵抗力及病毒、细菌毒力有关。全身症状较轻,且无并发症者,一般1周内可愈。

(四)检查

口咽部黏膜呈急性弥漫性充血、肿胀。咽后壁淋巴滤泡隆起、充血。咽侧索受累时,可见口咽外侧壁有纵行条索状隆起,亦呈充血状。感染较重时,悬雍垂及软腭亦水肿。咽后壁淋巴滤泡中央可出现黄白色点状渗出物。下颌角淋巴结可肿大,且有压痛。鼻咽及喉咽部也可呈急性充血。

(五)诊断

根据病史、症状及局部检查所见,诊断不难。但应注意是否为急性传染病(如麻疹、猩红热、流感等)的前驱症状或伴发症状,对儿童尤为重要。还可行咽拭子培养和相关抗体测定,以明确病因。应与急性坏死性咽炎相鉴别,以免漏诊其原发病,如血液病等。

(六)并发症

可引起中耳炎、鼻窦炎及上下呼吸道的急性炎症。若致病菌或其毒素侵入血液循环,则可引起全身并发症,如急性肾炎、风湿热及败血症等。

(七)治疗

全身症状较轻或无时,可采取局部治疗:复方硼砂溶液(Dobell solution)含漱;应用抗病毒药,如利巴韦林、阿昔洛韦等;口服喉片,如西瓜霜喉片、碘喉片及溶菌酶含片等,金嗓开音丸及泰乐奇含片均可采用;中成药如六神丸、喉痛解毒丸等。另外,还可用1%~3%碘甘油、2%硝酸银涂抹咽后壁肿胀的淋巴滤泡,有消炎作用。另可采用抗生素加激素雾化吸入治疗,亦有较好的消炎止痛作用。若全身症状较重,如有高热,则应卧床休息,多饮水及进食流质饮食,在局部治疗的基础上加用抗生素治疗,抗病毒药可从静脉途径给药,如阿昔洛韦(无环鸟苷)注射液和板蓝根注射液等。

二、急性坏死性咽炎

急性坏死性咽炎是一种咽组织的坏死性急性炎症,发展迅速,病情险恶,死亡率较高。自抗生素应用以来,发病率明显下降,目前已极少见,预后也大为改观。

(一)病因

坏死性咽炎可分为症状性和原发性两类。症状性坏死性咽炎往往发生于全身严重疾病时或之后,如白血病、再生障碍性贫血、猩红热、麻疹、伤寒、流感、疟疾、糖尿病、维生素C缺乏症、恶病质、重金属(如汞、铋)药物中毒等。此与上述全身疾病所致抵抗力下降,咽部易受感染有关。故症状性坏死性咽炎的预后,取决于其原发病的严重程度及康复情况。而原发性坏死性咽炎原因不明,其中一部分可能由于营养不良引起。两类坏死性咽炎症状基本相同,故予合并讨论。致病菌多为混合感染,且以杆菌及厌氧菌为主,如大肠埃希菌、铜绿假单胞菌及梭状杆菌等。

(二)症状与体征

(1)全身症状:起病急,多有寒战、高热。体质极差者,可仅有低热或不发热,为反应性极差的表现。全身情况可迅速恶化,可早期出现中毒症状或循环衰竭。之后可出现肺炎及败血症症状。

(2)局部症状及体征:以坏死病变为主。初起于腭扁桃体及其邻近组织,渐渐可向口腔、软腭、口咽、鼻咽、喉咽或咽旁间隙侵犯。坏死常累及黏膜及黏膜下层,可深达肌层。坏死组织为暗黑色或棕褐色,上覆假膜,易出血。扁桃体常高度肿大,舌亦常被累及。颈淋巴结肿大并有压痛。患者咽痛剧烈,吞咽困难,口臭,可发生张口困难。

(3)若病情未得到控制,软腭可坏死穿孔;喉部受侵犯时可出现急性喉炎、声嘶及呼吸困难;若侵蚀较大血管可发生致死性大出血。还可致颈部蜂窝织炎,咽旁隙脓肿，中毒性心肌炎等，后者可引起生命危险，应提高警惕。若致病菌或毒素侵入血循环，可致脓毒血症。

(三)诊断

根据起病急、全身情况恶化迅速及咽部典型坏死性表现，即可诊断。对症状性坏死性咽炎找出其病因甚为重要。以便对原发病能进行治疗。对其预后有重要意义。此病需与发生于咽部的 NK/T 细胞淋巴瘤(以往称为恶性肉芽肿)相鉴别；后者发病缓慢，咽痛不明显，全身情况较好(早期)，坏死部位多在正中线附近，均可资鉴别。

(四)治疗

(1)以治疗原发病为主(症状性坏死性咽炎)。

(2)及时使用大剂量抗生素。必要时可联合用药。有条件时做咽培养加药敏试验，以指导用药。再生障碍性贫血患者不能使用氯霉素等。

(3)咽部宜用碱性溶液或 1∶2 000 高锰酸钾冲洗。咽部坏死组织不宜清除或搔刮，以免引起大出血。局部禁用烧灼药物，如硝酸银等。

三、急性水肿性咽炎

急性水肿性咽炎(acute edematous pharyngitis)临床上较少见，通常是指发生于咽部的血管神经性水肿。实为变态反应，为一非炎性疾病。血管神经性水肿好发于面部、唇及喉部，而发生于喉部者，发展迅速，可速发喉阻塞而引起窒息。在临床上，急性水肿性咽炎常伴发或继发于喉血管神经性水肿；亦可单独发生，但较少见，且易向喉部发展，而引起窒息。故亦应提高警惕。

急性水肿性咽炎病变主要累及软腭、扁桃体区及喉入口处。咽部黏膜水肿发生迅速，呈灰白色，半透明隆起，无炎症表现。发病初期，患者觉咽部有异物感，然后迅速发生吞咽困难、呼吸困难，严重时喉入口被阻塞，发生窒息。根据发病迅速、口咽部黏膜呈水肿状，不难诊断。确诊后应立即皮下注射 1‰肾上腺素、静脉注射地塞米松 10 mg 及给予抗组胺药物，可获得缓解并需严密观察呼吸情况。若已累及喉部，则按喉血管神经性水肿处理。必要时需行气管切开术。对尚未侵犯喉部者，在咽部水肿黏膜上作多个切口，可使肿胀迅速消退。

四、咽结膜热

咽结膜热是一种以发热、咽炎与结膜炎为特征的急性传染病。因与咽炎有关，故归于咽部相关疾病描述。

(一)病因及流行病学

本病为腺病毒感染。从患者咽、眼分泌物中所分离出来的腺病毒,大多数为Ⅲ型,少数为Ⅶ型。国外也有Ⅳ型与Ⅷ型混合感染的报道。可散发或局限性流行,可发生于任何年龄,但多见于儿童。常流行于夏季,传染途径未明,或与接触传染有关,如游泳或共用洗脸洗澡用具等。此病的免疫力随年龄而增长,年龄越大,发病率越低。本病传染期约 10 天,很少有复发或发生并发症,大多于 2 周后痊愈。未见患者死亡报道。

(二)症状及检查

潜伏期 5~9 天。典型者起病时有全身不适、眼痒,继而高热、头痛、鼻塞、咽痛、眼部刺痛,类似感冒。眼睑有不同程度的红肿,球结膜、咽黏膜均充血,咽后壁淋巴滤泡充血肿大。耳前及颈部有散在性淋巴结肿大,但无压痛。在非典型患者则发热、咽炎与结膜炎可单独发生。结膜炎常为单侧,持续 1~3 周。血常规检查,白细胞数大多正常或稍有减少,淋巴细胞相对增多。咽拭及眼分泌物细菌培养多为阴性。

(三)诊断

根据上述症状及检查所见,虽局部症状表现明显,但因腺病毒所引起的疾病种类甚多,有时难以鉴别。取结膜囊或咽部分泌物作病毒分离及血清补体结合试验,有助于诊断。

(四)鉴别诊断

1.流感

流感多在冬、春季流行,发病急骤,除高热外,尚有眶后痛,全身肌肉、关节酸痛,咳嗽、咳痰等上呼吸道症状。

2.流行性结膜炎

流行性结膜炎主要表现为结膜充血及眼睑、结膜水肿,有黏脓性分泌物,常为双侧性。全身症状轻微,无发热及咽、鼻症状。

3.钩端螺旋体病

钩端螺旋体病多发生在夏季。结膜、黏膜也有充血,但全身症状严重,如寒战、高热、头痛、呕吐、肌肉及关节痛等,并可出现颈强直及黄疸。

4.疱疹性咽峡炎

疱疹性咽峡炎多发生于夏季。软腭及腭弓上有小疱疹,无眼部症状。

5.史蒂文-约翰逊(Stevens-Johnson)综合征

史蒂文-约翰逊综合征是包括口腔、咽喉、眼、阴部及皮肤症状的一个症候群。全身可见皮疹。咽部、阴部有小疱疹,继有浅表溃疡。

(五)治疗

目前尚无特效疗法。宜注意休息,作一般对症处理及支持疗法等。抗生素治疗效果不大,但可预防及控制继发感染。眼部可用阿昔洛韦滴眼液、泰利必妥滴眼液及0.5%金霉素溶液或软膏。应用皮质激素类药物点眼或口服,可缩短病程及减轻症状。

第六节 慢 性 咽 炎

慢性咽炎为咽部黏膜、黏膜下及其淋巴组织的慢性炎症。弥漫性炎症常为上呼吸道慢性炎症的一部分;而局限性炎症则多为咽淋巴组织的炎症。本病极为常见,多见于成年人。病程长,症状易反复发作,往往给人们不易治愈的印象。

一、病因

(1)急性咽炎反复发作所致,此为主要原因。

(2)上呼吸道慢性炎症刺激所致:如鼻腔、鼻窦的炎症,鼻咽部炎症及鼻中隔偏曲等,可因其炎性分泌物经后鼻孔至咽后壁刺激黏膜;亦可因其使患者长期张口呼吸,引起黏膜过度干燥而导致慢性咽炎。另外,慢性扁桃体炎可直接蔓延至咽后壁,引起慢性咽炎。

(3)烟酒过度、粉尘、有害气体等的刺激及喜食刺激性食物等,均可引起慢性咽炎。

(4)职业因素(如教师与歌唱者)及体质因素亦可引起本病。

(5)全身因素:如贫血,消化不良,心脏病(因血循环障碍引起咽部淤血),慢性支气管炎,支气管哮喘,风湿病,肝、肾疾病等,也可引发此病(特别是慢性肥厚性咽炎)。另外内分泌紊乱、自主神经失调、臭鼻杆菌及类白喉杆菌的感染、维生素缺乏以及免疫功能紊乱等均与萎缩性及干燥性咽炎有关。

(6)过敏因素:吸入性过敏原,如花粉、屋尘螨、动物皮毛、真菌孢子等,药物、工作环境中的化学刺激及食物过敏原等都可引起变应性咽炎。

二、病理

从病理观点看,可分为 4 类。

(一)慢性单纯性咽炎

慢性单纯性咽炎较多见。病变主要在黏膜层,表现为咽部黏膜慢性充血,其血管周围有较多淋巴细胞浸润,也可见白细胞及浆细胞浸润。黏膜及黏膜下结缔组织增生。黏液腺可肥大,分泌功能亢进,黏液分泌增多。

(二)慢性肥厚性咽炎

慢性肥厚性咽炎又称慢性颗粒性咽炎及咽侧炎。亦较多见。黏膜充血增厚,黏膜及黏膜下有较广泛的结缔组织及淋巴组织增生,在黏液腺周围的淋巴组织增生突起,在咽后壁上表现为多个颗粒状隆起,呈慢性充血状,有时甚至融合成一片。黏液腺内的炎性渗出物被封闭其中,在淋巴颗粒隆起的顶部形成囊状白点,破溃时可见黄白色渗出物。此型咽炎常累及咽侧索淋巴组织,使其增生肥厚,呈条索状。

(三)萎缩性及干燥性咽炎

萎缩性及干燥性咽炎常由萎缩性鼻炎蔓延而来。病因不明,较少见。初起为黏液腺分泌减少,分泌物稠厚而干燥,继而黏膜下层慢性炎症逐渐发生机化与收缩,压迫腺体与血管,使腺体分泌减少和营养障碍,致使黏膜及黏膜下层逐渐萎缩变薄。咽后壁上可有干痂皮附着或有臭味。

(四)慢性变应性咽炎

慢性变应性咽炎又称慢性过敏性咽炎。为发生于咽部黏膜的由 IgE 介导的 Ⅰ型变态反应。多伴发于全身变应性疾病或变应性鼻炎,亦可单独发病,其症状常有季节性变化。

变应原刺激咽部黏膜,使合成 IgM 的浆细胞转化成合成 IgE 的浆细胞,IgE又附着于肥大细胞、嗜碱性粒细胞(称介质细胞)表面,此时咽部黏膜处于致敏状态。当相同的变应原再次接触机体后,此变应原与介质细胞表面的 IgE 结合,导致介质细胞脱颗粒,释放组胺、合成前列腺素等炎性介质,可引起毛细血管扩张、血管通透性增加、腺体分泌增多,引起过敏反应。而食物性过敏原主要通过补体 C_3、C_4 途径引起过敏反应。

除上述 4 类外,有人认为还有一种慢性反流性咽炎。推测是由于胃食管反流性疾病时,胃酸直接损伤咽部黏膜引起咽部黏膜及黏膜下的慢性炎症。临床上多表现为咽部不适、异物感、咽干燥感及灼热感,偶有咽痛。检查可见咽后壁充血、淋巴滤泡增生,较多黏膜红斑。可合并有声带小结、息肉及接触性溃疡等。治疗上以原发病治疗为主,咽部症状对症治疗为辅。

三、症状

慢性咽炎全身症状均不明显,而以局部症状为主。各型慢性咽炎症状大致相似,且多种多样,如咽部不适感、异物感、痒感、灼热感、干燥感或刺激感,还可有微痛等。主要由于其分泌物及肥大的淋巴滤泡刺激所致。由于咽后壁常有较黏稠的分泌物刺激,常在晨起时出现较频繁的刺激性咳嗽、伴恶心。咳嗽时常无分泌物咳出(干咳),或仅有颗粒状藕粉样分泌物咳出。长期咳嗽,可使炎症加重。咽侧索肿胀的患者常伴吞咽疼痛感。有时黏膜可出血,咳出或吐出的分泌物血染,常使患者惊恐,并以此就诊。

上述症状常在用嗓过度、气候突变或吸入干热或寒冷空气时加重,尤以萎缩性咽炎及干燥性咽炎为甚。有些患者说话时间过长,可诱发急性咽炎。慢性咽炎可向上蔓延波及咽鼓管,出现耳鸣或听力减退症状;向下累及喉部可出现声嘶。在临床工作中,常可见到部分患者的咽部呈明显慢性咽炎特点,但无任何前期症状,这可能与其耐受性有关。

四、检查

各型咽炎患者咽部均较敏感,张口压舌易作呕。以慢性单纯性和慢性肥厚性咽炎为甚。

(一)慢性单纯性咽炎

黏膜呈斑点状或片状慢性充血,可呈水肿样肿胀,有时可见小静脉曲张。咽后壁常有少许黏稠分泌物附着。软腭和两腭弓也常慢性充血,悬雍垂可增粗,呈蚯蚓状下垂,有时与舌根接触。鼻咽顶部常有黏液与干痂附着。

(二)慢性肥厚性咽炎

黏膜亦慢性充血,且有增厚。与单纯性咽炎的区别在于咽后壁上有较多颗粒状隆起的淋巴滤泡,可散在分布或融合成一大块,慢性充血,色如新鲜牛肉。咽侧索也可增生变粗,在咽侧(腭咽弓后)呈纵形条索状隆起。扁桃体切除术后,咽侧索增生往往更明显。

(三)慢性萎缩性及干燥性咽炎

为一种疾病的两个不同的发展阶段,其间无明显界限。表现为咽黏膜干燥、萎缩变薄,色苍白且发亮,如涂漆状。咽后壁上颈椎椎体的轮廓显现较清楚,有时易被误认为是咽后壁脓肿或包块。咽后壁黏膜上常有黏稠黏液或有臭味的黄褐色痂皮。腭弓变薄,悬雍垂变短窄。萎缩性咽炎继续发展,可向下蔓延至喉及气管。常与血管运动性鼻炎同时存在,可能与变态反应有关。

(四)慢性变应性咽炎

咽部黏膜苍白,呈水肿状,亦可为淡红色,咽部较多水样分泌物。有时可见悬雍垂水肿及舌体肿胀,因常伴发于变应性鼻炎,故常可见变应性鼻炎的鼻腔所见。

五、诊断

从病史及检查所见本病诊断不难,但应注意的是,许多全身性疾病(特别是肿瘤)的早期可能仅有与慢性咽炎相似的症状。故当主诉症状和检查所见不相吻合时或有其他疑点时,不应勉强诊断为慢性咽炎,而必须详细询问病史,全面仔细检查鼻、咽、喉、气管、食管、颈部甚至全身的隐匿性病变,特别是恶性肿瘤,以免漏诊。

而慢性变应性咽炎的诊断,除有相应变应原接触史、相应症状及体征外,还应做皮肤变应原试验,总 IgE 及血清特异性 IgE 检测。

六、鉴别诊断

早期食管癌患者在出现吞咽困难之前,常仅有咽部不适或胸骨后压迫感。较易与慢性咽炎混淆。对中年以上的患者,若以往无明显咽炎病史,在出现咽部不适时,应作详细检查。

茎突综合征、舌骨综合征或咽异感症等均可因有相同的咽部症状而不易区别。可通过茎突及舌骨 X 线拍片和颈椎 X 线拍片、CT 扫描或触诊等与咽炎鉴别。

肺结核患者,除可发生咽结核外,也常患有慢性咽炎。

丙种球蛋白缺乏症,好发于儿童及青年,有反复发生急性或慢性呼吸道炎症病史,其咽部变化为淋巴组织明显减少或消失。

还须与咽部特殊性传染病(如结核)及肿瘤相鉴别。咽部肿瘤(舌根部及扁桃体肿瘤)多有与咽炎相似的症状,或因继发感染而与咽炎并存。应予以详细检查,认真鉴别或排除之。

七、治疗

(一)去除病因

戒除烟酒,积极治疗急性咽炎及鼻和鼻咽部慢性炎症等。纠正便秘和消化不良,改善工作和生活环境(避免粉尘及有害气体)。治疗全身性疾病以增强身体抵抗力,甚为重要。

(二)局部治疗

1.慢性单纯性咽炎

常用复方硼砂溶液、呋喃西林溶液、2%硼酸液含漱,以保持口腔、口咽的清洁。或含服喉片有碘喉片、薄荷喉片、泰乐奇含片、西瓜霜含片、健民咽喉片、达芬拉露喷雾剂及金嗓利咽丸、金嗓清音丸等可供选用;六神丸亦有一定疗效。

可用复方碘甘油、5%硝酸银溶液或10%弱蛋白银溶液涂抹咽部,有收敛及消炎作用。对咽异物感症状较重者,可采用普鲁卡因穴位(廉泉、人迎)封闭,可使症状减轻。超声雾化也有助于减轻症状。一般不应用抗生素治疗。

2.慢性肥厚性咽炎

除可用上述方法处理外,还需对咽后壁隆起的淋巴滤泡进行治疗。有化学药物或电凝固法、冷冻或激光治疗法等。化学药物多选用20%硝酸银溶液或铬酸,烧灼肥大的淋巴滤泡。电凝固法因不良反应较多,目前已很少采用。现在较常采用激光烧灼咽后壁淋巴滤泡,具有操作简单,痛苦少,无出血,疗效好的优点。应用射频治疗仪治疗增生的淋巴滤泡,效果亦佳。

超声雾化疗法、局部紫外线照射及透热疗法对肥厚性咽炎也有辅助作用。

3.萎缩性及干燥性咽炎

一般处理同上,但不可施行烧灼法。可内服小量碘剂(碘化钾0.1~0.2 g,每天2~3次,多饮水),可促进分泌增加,改善干燥症状。超声雾化治疗亦能减轻干燥症状。服用维生素A、维生素B_2、维生素C、维生素E可促进黏膜上皮生长。应注意萎缩性鼻炎的处理。

对干燥性咽炎患者,考虑行扁桃体摘除术时应慎重,以免术后病情加重。

4.慢性变应性咽炎

避免接触各种过敏原,应用抗组胺药及肥大细胞稳定剂等,局部或全身应用糖皮质激素及免疫调节剂等。

第七节 樊尚咽峡炎

樊尚咽峡炎是一种由梭形杆菌与螺旋体引起的咽部特异性感染,表现为局部组织坏死、溃疡和假膜形成,常伴有全身症状的疾病。过去曾称为溃疡性咽峡炎、奋森咽峡炎。

一、病因

本病是由梭形杆菌和螺旋体大量繁殖所致。这两种病原体均为厌氧菌,易生长在酸性环境中,在口腔内可同时出现,多认为为"共生现象",可存在于正常人的口腔中,而不引起疾病,只有在机体抵抗力下降时(如营养不良、免疫抑制、糖尿病、血液病等)才能致病。感染可累及软腭、咽壁、牙龈袋或扁桃体。

二、病理

该病多好发于一侧扁桃体,其上皮及固有层破坏,形成溃疡,表面有灰白色或灰黄色的假膜覆盖,用绵球搽去后容易出血,溃疡可逐渐向周围和深处发展,累及咽壁、颊黏膜、软腭等。可从溃疡面取下假膜涂片寻找病原菌。

三、临床表现

临床症状与病变的轻重和范围相关。潜伏期为6～7天。

(一)全身症状

全身不适,畏寒,发热,体温可达39 ℃。头痛、背部和四肢酸痛、乏力、食欲缺乏、腹泻或便秘等。

(二)局部症状

咽痛多以一侧为重,伴吞咽困难、口臭及唾液带血。

(三)检查

检查可见一侧的扁桃体和/或腭弓、牙龈、颊黏膜有溃疡,溃疡周围红肿,表面有灰白色或黄白色的假膜覆盖,可有同侧颌下淋巴结的肿大和压痛。

四、诊断及鉴别诊断

根据临床表现,病变局部涂片检查发现梭形杆菌及螺旋体,即可确诊。但咽部溃疡及假膜可以是一些全身疾病的局部表现,因此需与急性扁桃体炎、粒细胞缺乏性咽峡炎、白血病相鉴别。并进行全面的检查,以避免误诊。

五、治疗

治疗方法包括全身的治疗和局部的治疗。全身充分休息、进食富有营养和易消化的食物。给予丰富的维生素。适当地给予抗生素。首选青霉素类。局部保持口腔的清洁,可给予含氧的漱口液,杜绝厌氧菌的生长。咽部疼痛剧烈,可适当给予去痛药物。

六、预后

樊尚咽峡炎预后良好,1～7周内可痊愈。如继发于全身性疾病,则预后与全身性疾病相关。因该病有传染性,应进行隔离,以免传染他人。

第八节　腺样体肥大

咽扁桃体又称腺样体,正常情况下6～7岁时发育最大,但到10岁以后开始萎缩。由于鼻咽部炎症的反复刺激,咽扁桃体发生病理性增生,而引起相应的症状,称咽扁桃体肥大,习称腺样体肥大。

一、病因

鼻咽部及其毗邻部位或腺样体自身炎症的反复刺激,使腺样体发生病理性增生。

二、临床表现

腺样体肥大的主要症状为鼻塞。由于肥大的腺样体堵塞后鼻孔,患者长期张口呼吸,致使面骨发育发生障碍,上颌骨变长,腭骨高拱,牙列不齐,上切牙突出,咬合不良,上唇厚、翘起,鼻翼萎缩,鼻孔狭窄,鼻唇沟平展,精神萎靡,面容呆板,反应迟钝,出现所谓"腺样体面容"。腺样体肥大常并发鼻炎、鼻旁窦炎,有鼻塞及流鼻涕症状。说话时带闭塞性鼻音,睡觉时可发出鼾声。因分泌物向下流并刺激呼吸道黏膜,常引起咽、喉及下呼吸道黏膜炎症,并发气管炎。肥大的腺样体可阻塞咽鼓管咽口,或反复发炎而并发分泌性中耳炎,导致听力减退和耳鸣,是儿童患分泌性中耳炎的主要原因之一。腺样体肥大对儿童发育有不良影响,主要表现为全身发育及营养状况较差,并有睡眠不足、打鼾、夜惊、磨牙、遗尿、消瘦、低热、贫血、性情烦躁、记忆力减退、注意力不集中等症状。此外,长期呼吸道阻塞、肺换气不足,将引起患儿肺动脉高压和肺源性心脏病,重者可导致右心衰竭。对心理发育的影响除智力变差外,还会产生自卑退缩等心理,性格倔强怪异。

三、检查

有上述"腺样体面容"患儿应考虑本病。患儿张口呼吸,口咽检查可见硬腭高而窄,常伴有腭扁桃体肥大。患儿有鼻阻塞症状,前鼻孔镜检查可见鼻腔内有黏性或黏脓性分泌物。对鼻甲大不易检查者,可充分收缩鼻黏膜后进行检查,可经前鼻孔看到鼻咽部红色块状隆起。对能合作的儿童可进行鼻咽镜检查,可见鼻咽顶部和后壁表面有纵行裂隙的分叶状淋巴组织团块,似半个剥去外皮的橘子,纵沟中常有分泌物,肥大显著的咽扁桃体可充满鼻咽腔。也可用纤维鼻咽镜、鼻内镜检查。对患儿可用手指触诊,可触及鼻咽顶部有柔软的块状增生物。鼻咽部侧位 X 线拍片、CT 扫描可协助诊断。

四、鉴别诊断

应与鼻咽部肿瘤相鉴别,如鼻咽血管纤维瘤、颅咽管瘤等。

五、治疗

(一)一般治疗

增强体质和抗病能力,预防感冒。

(二)手术治疗

若保守治疗无效,应尽早行腺样体切除术。

第九节　咽角化症

咽角化症为咽部淋巴组织的异常角化,多发生于腭扁桃体和舌扁桃体,发生于咽扁桃体、咽后壁及咽侧索者较少。

喉角化症为喉部黏膜淋巴组织异常角化堆积形成的病变,虽属于良性病变,但是具有恶变的倾向,被列为喉的癌前病变之一,文献报道恶变率为 19%。

一、病因

病因未明,多见于青中年女性。尤其在精神抑郁者多见,可能与精神因素有关。也有人认为可能与口腔、鼻窦及咽喉部慢性炎性刺激有关。正常情况下咽喉部黏膜可机械性阻挡异物、微生物进入深层组织,形成天然生理屏障,黏膜中存在免疫球蛋白,可特异性结合抗原形成免疫复合物,形成一层保护屏障。当上皮内的淋巴细胞反复受到抗原刺激时产生增殖反应,异常增生角化,衰老的表层细胞及黏附其上的细菌也不宜脱落,且与其底膜紧密粘连形成感染灶,并刺激咽喉部。也有人认为是一种纤毛菌感染。

二、病理

主要病理变化为局部鳞状上皮角化亢进,堆积成白色小的三角锥形或圆锥形突起,周围黏膜有炎症反应,而黏膜下层正常。可伴有异形上皮。

三、临床表现

无特殊症状,也可全无症状,主要表现为咽喉部有异物感、发痒、干燥、刺痛、不适感及声音嘶哑等症状,发生于舌扁桃体者常因会厌受刺激而觉喉中发痒或咽喉部刺痛感且精神因素可加重上述症状。

四、检查

常规口咽部检查见局部病变黏膜慢性充血,在扁桃体隐窝口有乳白色、尖头及一些碎片状角化物,呈笋样突出,角化物常较坚硬,与组织粘连较牢固,不易拔除,其周围有一较红的充血区,若强行拔除角化物则常留一出血创面,但角化物易再生。喉部黏膜充血,表面有白色斑点状锥形隆起,周围有充血区,易脱落,易再生。治疗依病情而定。

五、诊断

本病诊断主要根据患者的症状及扁桃体咽喉检查所见,结合发病年龄和性别可做出诊断。病理活检确诊。

六、治疗

(1)视角化程度而定,轻者若无明显症状,不需治疗,可向患者解释清楚以清除其疑虑,嘱忌烟酒,避免对咽喉部黏膜的刺激,同时加强锻炼改善其全身健康。

(2)对角化较重或一般治疗见效者,可予激光、冷冻及微波治疗去除角化物。

(3)如患者自觉症状较重,病变又仅局限于腭扁桃体或扁桃体成为炎性病灶时则可行扁桃体切除。

(4)喉角化轻症者,可不处理。戒烟酒、避免慢性不良刺激。角化重者,可行支撑喉镜下喉显微手术,清除病变或采用激光等辅助手段。

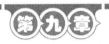

喉部先天性疾病

第一节 先天性喉蹼

喉腔内有一先天性膜状物,称为先天性喉蹼。其发生与喉发育异常有关,喉发生经历了喉的上皮增生、融合致喉腔关闭到封闭上皮溶解、吸收,喉腔重新建立的过程,若溶解、吸收过程受阻,则在喉腔内遗留一层上皮膜,是为喉蹼。本病可伴有其他先天性畸形,亦有一家中数人发生的报道。喉蹼按发生的部位分为声门上蹼、声门间蹼、声门下蹼 3 型(图 9-1),以声门间蹼最为常见。绝大多数在喉前部,仅 $1\%\sim2\%$ 为杓间蹼。Gerson(1983)报道一种新的畸形称为喉咽蹼,此蹼起自会厌侧后缘,伸向咽侧壁、后壁,构成钥匙孔样声门。

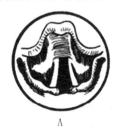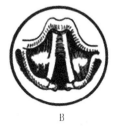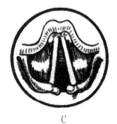

A   B   C

图 9-1 喉 蹼

A.声门上喉蹼;B.声门间喉蹼;C.声门下喉蹼

喉蹼为一层结缔组织,上面覆有鳞状上皮,下面为喉黏膜和黏膜下组织。厚薄不一,薄者半透明,呈蛛网状,厚者坚实多纤维组织。一般前部较厚,后部游离缘较薄。大小不一,有的甚小,仅在前联合处,有的甚大成一隔膜,将喉腔大部分封闭,称为喉隔(图 0 2)。若隔膜将喉腔完全封闭,称为先天性喉闭锁。

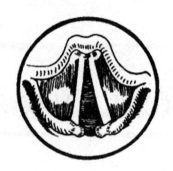

图 9-2　喉　隔

一、临床表现

婴幼儿喉蹼与儿童或成人喉蹼症状不全相同,亦随喉蹼大小而异。婴幼儿喉蹼:喉蹼较小者可无症状或出现哭声低哑,但无呼吸困难。喉蹼较大者可出现:①先天性喉鸣,通常为吸气性或双重性。②呼吸困难,程度不等,吸气、呼气均有困难,夜间及运动时加剧。③声嘶或无哭声,吮乳困难。上述症状常在哭闹或发生呼吸道感染时加重。喉闭锁患儿生下时无呼吸和哭声,但有呼吸动作,可见四凹征,结扎脐带前患儿颜色正常,结扎不久后出现新生儿窒息,常因抢救不及时而致死亡。

较大儿童或成人喉蹼一般无明显症状,有时有声嘶或发声易感疲倦,活动时有呼吸不畅感。

二、诊断

根据上述症状,行喉镜检查可明确诊断。婴幼儿或新生儿必须用直接喉镜检查,检查时需准备支气管镜和行气管切开术。喉镜下见喉腔有灰白色或淡红色膜样蹼或隔,后缘整齐,多呈弧形,少数呈三角形。吸气时膜扯平,在哭或发音声门关闭时,蹼向下隐藏或向上突起如声门肿物。喉部完全闭锁较为罕见。

三、鉴别诊断

婴幼儿先天性喉蹼应与其他先天性喉发育异常,如先天性声门下狭窄、喉软骨软化等鉴别。喉蹼患儿哭声弱而发声嘶,后两者正常,直接喉镜检查可鉴别。

先天性喉蹼还应与产钳引起的杓状软骨脱位或声带麻痹相鉴别,除根据病史外,喉镜检查时应仔细检查杓状软骨的位置及声带运动情况。

较大儿童或成人喉蹼应根据病史鉴别是先天性还是后天性。后天性喉蹼多因患白喉、结核、狼疮、喉软骨膜炎等病或喉外伤、喉手术、气管插管引起。

四、治疗

婴幼儿喉蹼属结缔组织,治疗后多不再形成,而且早日治疗对喉腔正常发育有裨益,并可减少呼吸道感染,因此,不论有无症状,均宜尽早治疗。此种患儿喉蹼可在喉镜下剪开,或用 CO_2 激光切除;喉闭锁患儿应立即在直接喉镜下插入支气管镜将隔膜穿破,吸除气管、支气管内分泌物,用人工呼吸可救活患儿。据报道,隔膜有时可为骨性,此时应立即行气管切开术。

较大儿童或成人喉蹼因炎症反应多较厚,并已发生纤维化,治疗不易成功,易于复发,无明显症状者可不予治疗,声嘶明显或影响呼吸者须行手术治疗。手术治疗有下述几种方法。

(1)喉显微镜下切除或激光切除喉蹼:有时需置扩张管。

(2)沿一侧声带边缘将喉蹼切开,切开的蹼修剪后将游离缘缝于对侧,以免重新粘连。

(3)喉裂开术切除喉蹼:主要适用于完全性喉蹼和靠后部的喉蹼。为防止粘连,可取下唇黏膜移植于声带两侧之黏膜缺损区,若术前有呼吸困难,须放置扩张管。

杓间蹼目前尚无公认的好的治疗方案,治疗包括长期插管、切除或激光切除喉蹼、气管切开、杓状软骨切除等。

因呼吸困难行气管切开术,但未处理喉蹼,经戴管数年,患儿喉发育不良,气管上端梗阻,应按喉和气管梗阻处理。可用硅胶喉内模扩张法。模塞大小、位置要合适,使喉和气管扩张,但不可太紧。每 2 周换 1 次模塞,共 3～4 个月,直到形成足够大喉腔后,再换小一号模塞,再维持 2～3 个月,以促进上皮生长。

第二节　婴幼儿喉喘鸣

婴幼儿喉喘鸣是指从新生儿到幼小儿童的喉部喘鸣性疾病而言的。成人喉部疾病突出的症状为声嘶,婴幼儿喉部病变突出的症状为喘鸣。喘鸣是一种刺耳的高声调呼吸声,喉部病变常引起吸气性喘鸣;其机制可从流体物理学的伯努利原理得到解释。该原理指明:气体(或液体)压力随着流速增加而减小。这种流体动力学现象最常见到的例子就是机翼(图 9-3),其上面的弯曲度即曲率较下面大,沿翼顶流过的气流速度快而压力较小,沿翼底流过的气流流速较慢而压力较大,由于上下面的压力差,机翼得以上升。

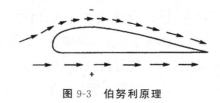

图 9-3 伯努利原理

一、喘鸣发生的部位及其特征

喘鸣可以是从声门上、喉或气管发出的呼吸声。喘鸣的特征随着阻塞部位和程度的不同而有差异,在呼吸周期中喘鸣的时相和特点有助于确定阻塞的部位。

(一)声门上病变引起的喘鸣

声门上病变引起的喘鸣,可称为声门上喘鸣,因其常发生在吸气期,故又称吸气性喘鸣。究其原因,可从上述的伯努利原理中得知:当气体在呼吸道流动时施加于气道壁的压力随气流速度的加快而减小,如图 9-4 所示,若阻塞的部位是在无坚实组织固定或支撑的声门上或喉部(婴幼儿喉部组织更柔软),当吸入的空气流速加大通过喉腔时,就会产生相应的负压,牵拽杓会厌襞和楔状软骨凹陷入气道,因而造成气道变窄或关闭,产生吸气性喘鸣或吸气性呼吸困难。患儿呼吸越费力,吸入气流速度就越快,产生的负压也就愈大,其净效应就是气道进一步减少,呼吸困难加重。在吸气期产生的负压还引起锁骨上窝、胸骨上窝和肋间隙凹陷以及鼻翼翕动。

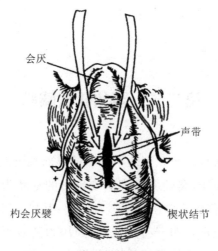

图 9-4 吸入性喉喘鸣产生的机制

(二)声门病变引起的喘鸣

声门病变引起的喘鸣称声门性喘鸣,可为吸气性或呼气性,视具体病变而定。喉蹼原发于声门前部,而且较为固定,喘鸣一般呈双相性,但吸气性喘鸣较显著,因为吸气期气流速度较大。而喉膨出或喉囊肿所引起的阻塞可能是间歇性的,主要表现为吸气期喘鸣。

(三)声门下病变引起的喘鸣

声门下的病变常常是固定的,出现双相性喘鸣。但吸气性喘鸣常较明显,因为吸气相的气流速度较大。由于呼气相气流速度较小,呼气性喘鸣不够响亮;若以听诊器置于喉部进行听诊,便可听到并证实呼气性喘鸣声。

(四)胸段气管管腔内病变引起的喘鸣

胸段气管管腔内的病变,则以呼气性喘鸣为主,因为在呼气期产生的正压可使气道变窄。

二、引起婴幼儿喘鸣的相关性疾病

(一)先天性疾病

可按喘鸣发生于喉部的内在性喘鸣性疾病和喘鸣发生于喉以外部位的外在性喘鸣性疾病分为两类。

1.内在性喘鸣性疾病

喉软骨软化、喉蹼、两歧会厌、会厌过度发育、喉膨出、喉囊肿、声带麻痹、喉裂、声门下狭窄如声门下血管瘤等。

2.外在性喘鸣性疾病

先天性甲状腺肿、气管软骨软化、气管食管瘘、食管受压性咽下困难(降主动脉发出的异常右锁骨下动脉在食管后方通过,压迫食管,引起咽下困难,亦可影响气道)、小颌、舌下垂、舌肌软弱、巨舌及甲状舌管囊肿等。

(二)后天性疾病

亦可分为内在性喘鸣性疾病和外在性喘鸣性疾病两类。

1.内在性喘鸣性疾病

内在性喘鸣性疾病主要有喉乳头状瘤、急性喉炎、急性喉气管支气管炎、喉痉挛、急性会厌炎、血管神经性水肿、白喉、假膜性声门下喉炎、喉结核、疹热病(麻疹、百日咳)、声门下或气管活动性异物、分娩引起的喉外伤、产后外伤(如气管插管引起的声带水肿或肉芽肿)等。

2.外在性喘鸣性疾病

外在性喘鸣性疾病主要有咽后脓肿、咽侧脓肿、食管上段异物、胸腺肥大、水囊瘤、舌甲状腺、甲状腺肿所引起的喉和气管外部受压、气管狭窄或痂皮、分泌物堵塞及阻塞性睡眠呼吸暂停综合征等。

三、婴幼儿喘鸣性疾病的检查和诊断要点

(一)病史采集

首先要了解患儿发病年龄,如出生后立即发生喘鸣,大多可能为声带麻痹或后鼻孔闭锁;而出生后最初的4~6周发生的喘鸣,则可能为喉软化所致。在1~3个月出现的呼吸困难或喘鸣可能为声门下良性病变,如血管瘤。在半岁以内未必会发生假膜性喉炎。异物所致的气道阻塞大都发生于1~3岁,应注意询问有无吸入或咽下异物的病史。腺样体、扁桃体肥大一般多在3~8岁出现。

喘鸣程度的变化对阻塞部位的探寻提供了很好的线索。如当哭叫、激动或喂养等增加气道的需要量时喘鸣就加重,这可能是喉软化或声门下血管瘤引起的。若在睡眠时喘鸣加重,大多可能为腺样体、扁桃体肥大或喉软化。如在张口或哭叫时喘鸣减轻,阻塞部位大多可能为腺样体肥大、后鼻孔闭锁或鼻旁窦炎。

母亲妊娠、分娩的情况亦应询问了解。是否为早产婴儿,分娩时有无出现呼吸困难,若有插管抢救的历史尤为重要。拔管后出现的喘鸣可能为声门下水肿或黏液性分泌物阻塞所致。若在拔管后2~3周出现喘鸣与呼吸困难,则可能为声带肉芽肿形成或声门下狭窄的早期表现。出生后头3周内的气道阻塞就要想到喉软化或先天性声门下狭窄。

(二)体格检查

注意喘鸣声在呼吸周期出现的时相,以确定为吸气性喘鸣亦为呼气性喘鸣,或双相性喘鸣。必要时可在喉部进行听诊,以检查声音较弱小的呼气性喘鸣声或气管内活动性异物对喉部的撞击声。患儿若有烦躁不安,是低氧症的表现,应注意及时给氧和设法改善气道通气状况。发绀一般出现较晚,若等待发绀发生后才作处理,将会贻误抢救时机。

在患儿安静状态下测量呼吸频率。小儿呼吸频率的特点是年龄愈小,频率愈快。据中国医科大学(1964)对1 579名健康小儿检查的结果,我国新生儿(1个月以内者)的呼吸频率一般为40~44次/分,1个月到1岁(婴儿)呼吸频率平均为30次/分,1~3岁(幼儿)为24次/分,3~6岁(学龄前期)为22次/分。如患儿的呼吸频率比上述相应年龄段明显增快,即为呼吸急促。这可见于烦躁

不安、高热、严重贫血、代谢性酸中毒或呼吸性碱中毒等情况；亦可见于肺炎、胸膜积液、哮喘或肺水肿等病变。若患儿的呼吸频率与相应年龄组正常儿童者相比明显减慢，即为呼吸徐缓，可发生于代谢性碱中毒、呼吸性酸中毒及某些中枢神经系统疾病。患有喘鸣性疾病的婴幼儿若出现或伴有以上某些症征或病变，必须注意检查与鉴别。

胸部听诊，以了解两侧呼吸音是否对称，有无增强或减弱区域，有无喘鸣声，并确定最大强度的部位。

如患儿能合作，可将其下颌骨轻轻地向前推移，此时若喘鸣声减轻，则可能表明病变是在口腔或喉咽部。将患儿置于俯卧位，使咽喉部松软组织向前坠移，有助于减轻喉软化的喘鸣。

用棉花纤维分别置于左右前鼻孔，观察有无空气出入，以排除后鼻孔闭锁或鼻腔病变。用压舌板压舌根以检查口咽部，但对怀疑为会厌水肿或有明显呼吸困难的患儿应特别小心或避免作此检查。

（三）辅助检查

对病情比较稳定的患儿可考虑作进一步的检查，以较全面地掌握病情，明确诊断。

1.影像学检查

颈部正、侧位X线透视和拍片。如会厌和杓状软骨突处水肿是声门上炎的特征，在颈部侧位X线片上，可显示水肿性肿胀的会厌及杓状软骨突向后肿起。声门下狭窄在颈部正位和侧位X线片上均可显示出来。一侧声带麻痹在颈部前、后位X线片上的显示，如同该侧声门下肿块。喉膨出、气管管腔内增生性病变、咽后脓肿或肿物等均可经X线拍片显示出来。CT扫描可更清晰显现上述病变。

2.实验室检查

如血液常规分析包括红细胞计数、血红蛋白测定、白细胞计数及分类计数和血细胞比容等检测，血气分析及血氧饱和率测定等，以了解有无贫血、感染、酸碱平衡状态或呼吸性酸碱平衡失常以及低氧血症等。

3.喉镜检查

必要时可采用坐位（即让家长或助手抱着）或仰卧位行小儿直接喉镜检查，察看喉咽和喉部情况，以利于明确诊断。但必须作好充分准备，谨慎操作；对适应证亦应从严掌握，不可麻痹大意，匆忙行事，以免加重呼吸困难，危及生命。

四、婴幼儿喉喘鸣的治疗

前已述及,引起婴幼儿喉喘鸣的疾病较多,症征不尽相同,但轻重不一的喘鸣声与程度不等的呼吸困难则是共有的症状,也是必须处理的主要问题。

一般而言,患儿若症状较轻,无明显呼吸困难者,可不必急于处理,但需密切观察病情,给予充足而合理的营养,待其逐步发育成长达 2 岁左右,症状多可自行消除而自愈。

若患儿症状明显,呼吸困难较重,首先应设法减少患儿哭闹,适当给氧,情况允许时,应作相关部位的影像学检查,或立即进行直接喉境(包括纤维喉镜或电子喉镜)检查,以探寻和发现病因,以便治疗。如发现为喉囊肿,即应穿刺抽液后,咬去部分囊壁。如为会厌过大或过软,可行会厌部分切除术。如为喉蹼,可在直接喉镜下予以剪开或切除。严重喉软骨软化者,可在喉内镜下切除杓会厌襞,以缓解呼吸困难和吞咽困难。

个别患儿呼吸困难严重,而病因一时难以明确,或病因虽已明确,但短期内难以解除者,应考虑施行气管切开术以避免发生窒息从而挽救患儿生命。随后积极诊治病因。

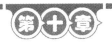

喉部炎性疾病

第一节 急性喉气管支气管炎

急性喉气管支气管炎为喉、气管、支气管黏膜的急性弥漫性炎症。多见于5岁以下儿童,2岁左右发病率最高。男性多于女性,男性约占70%。冬、春季发病较多,病情发展急骤,病死率较高。按其主要病理变化,分为急性阻塞性喉气管炎和急性纤维蛋白性喉气管支气管炎,二者之间的过渡形式较为常见。

一、急性阻塞性喉气管炎

急性阻塞性喉气管炎,又名假性哮吼,流感性哮吼,传染性急性喉气管支气管炎。

(一)病因

急性阻塞性喉气管炎病因尚不清楚,有以下几种学说。

(1)感染:病毒感染是最主要的病因。本病多发生于流感流行期,故许多学者认为与流感病毒有关,与甲型、乙型和亚洲甲型流感病毒以及Ⅴ型腺病毒关系较密切。除流感外,本病也可发生于麻疹、猩红热、百日咳及天花流行之时。病变的继续发展,与继发性细菌感染有密切关系。常见细菌为溶血性链球菌、金黄色葡萄球菌、肺炎双球菌、流感嗜血杆菌等。

(2)气候变化:本病多发生于干冷季节,尤其是气候发生突变时,故有些学者认为与气候变化有关。因呼吸道纤毛的运动和肺泡的气体交换均须在一定的湿度和温度下进行,干冷空气不利于保持喉气管和支气管正常生理功能,易罹患呼吸道感染。

(3)胃食管咽反流:胃食管咽胃酸反流也是常见的病因。全面检测时相咽部pH常低于6。

(4)局部抵抗力降低:呼吸道异物取出术、支气管镜检查术以及呼吸道腐蚀伤后也易发生急性喉气管支气管炎。

(5)体质状况:体质较差者,如患有胸肺疾病(如肺门或气管旁淋巴结肿大),即所谓渗出性淋巴性体质的儿童易患本病。

(6)C_1-酯酶抑制剂(C_1-INH)缺乏或功能缺陷,为染色体显性遗传性疾病。

(二)病理

本病炎症常开始于声门下区的疏松组织,由此向下呼吸道发展。自声带起始,喉、气管、支气管黏膜呈急性弥漫性充血、肿胀,重症患者黏膜上皮糜烂,或大面积脱落而形成溃疡。黏膜下层发生蜂窝织炎性或坏死性变。初起时分泌物为浆液性,量多,以后转为黏液性、黏脓性甚至脓性,有时为血性,由稀而稠,如糊状或黏胶状,极难咳出或吸出。

基于小儿喉部及下呼吸道的解剖学特点,当喉、气管及支气管同时罹病时,症状较成人更为严重。气管的直径在新生儿为 $4 \sim 5.5$ mm(成人为 $15 \sim 20$ mm),幼儿每公斤体重的呼吸区面积仅为成人的 1/3,当气管、支气管黏膜稍有肿胀,管腔为炎性渗出物或肿胀的黏膜所阻塞时,即可发生严重的呼吸困难。

(三)临床表现

一般将其分为 3 型。

1.轻型

多为喉气管黏膜的一般炎性水肿性病变。起病较缓,常在夜间熟睡时突然惊醒,出现吸气性呼吸困难及喘鸣,伴有发绀、烦躁不安等喉痉挛症状,经安慰或拍背等一般处理后,症状逐渐消失,每至夜间又再发。此型若及时治疗,易获痊愈。

2.重型

可由轻型发展而来,也可以起病为重型,表现为高热,咳嗽不畅,有时如犬吠声,声音稍嘶哑,持续性渐进的吸气性呼吸困难及喘鸣,可出现发绀。病变向下发展,呼吸困难及喘鸣逐渐呈现为吸气与呼气均困难的混合型呼吸困难及喘鸣。呼吸由慢深渐至浅快。病儿因缺氧烦躁不安。病情发展,可出现明显全身中毒症状及循环系统受损症状,肺部并发症也多见。

3.暴发型

少见,发展极快,除呼吸困难外,早期出现中毒症状,如面色灰白、咳嗽反射消失、失水、虚脱以及呼吸循环衰竭或中枢神经系统症状,可于数小时或一日内死亡。

局部纤维喉镜或纤维支气管镜检查,可见自声门以下,黏膜弥漫性充血、肿胀,以声门下腔最明显,正常的气管软骨环显示不清楚。气管支气管内可见黏稠分泌物。喉内镜检查不仅可使呼吸困难加重,还有反射性引起呼吸心搏骤停的危险,因此,最好在诊断确有困难并做好抢救准备时使用。对反复发作的急性喉气管炎可行 pH 计监测胃食管咽反流。肺部 CR 片或 CT 扫描有时可见因下呼吸道阻塞引起的肺不张或肺气肿,易误诊为支气管肺炎。

(四)诊断和鉴别诊断

根据上述症状,尤其当患儿高热后又出现喉梗阻症状,结合检查可明确诊断。须与气管支气管异物、急性细支气管炎、支气管哮喘、百日咳、流行性腮腺炎、猩红热等相鉴别,与喉白喉、急性感染性会厌炎的鉴别参见表 10-1。

表 10-1　急性喉气管支气管炎与急性会厌炎和喉白喉的鉴别

	急性喉气管支气管炎	急性感染性会厌炎	喉白喉
发病率	较常见	稀少	非常稀少
发病年龄	6 个月~3 岁	2~6 岁	6 个月至 10 岁
起病	较急,1~2 天	突然,6~12 小时	较缓,2~4 天
病因	病毒,尤其是副流感病毒 I 型	B 型流感嗜血杆菌	白喉杆菌
病理	声门下肿胀为主,黏膜的渗出物阻塞气管树	声门上区严重肿胀可发生菌血症	喉假膜形成可发生毒血症
发热	中度发热	高热	发热不明显
临床主要特点	慢性进行上呼吸道梗阻、喉鸣、哮吼性咳嗽	严重的喉痛、吞咽困难声音低沉、迅速进行性喉梗阻	慢性发作性头痛、喉痛、哮吼性咳嗽、声嘶、喘鸣
预后	如果呼吸能维持数天内可自行消退	如不及时建立人工气道可发生严重的呼吸循环衰竭	可发生窒息、中毒性心肌炎循环衰竭

(五)治疗

对轻型者,治疗同小儿急性喉炎,但须密切观察。对重症患者,治疗重点为保持呼吸道通畅。

(1)给氧、解痉、化痰、解除呼吸道阻塞,对喉梗阻或下呼吸道阻塞严重者须行气管切开术,并通过气管切开口滴药及吸引,清除下呼吸道黏稠的分泌物。中毒症状明显者,须考虑早行气管切开术。

(2)立即静脉滴注足量敏感的抗生素及糖皮质激素。开始剂量宜大,呼吸困难改善后逐渐减量,至症状消失后停药。

(3)抗病毒治疗。

(4)室内保持一定湿度和温度(湿度70%以上,温度18～20℃为宜)。

(5)忌用呼吸中枢抑制剂(如吗啡)和阿托品类药物,以免分泌物更干燥,加重呼吸道阻塞。

(6)胃食管咽反流在新生儿和婴幼儿时期是一种生理现象,出生1年后随括约肌功能及胃-食管角的发育成熟,食物由稀变稠而逐渐消退。治疗措施有:①睡眠时可抬高床头,减少胃酸反流。②低脂饮食,避免睡前进食。③必要时加用降低壁细胞酸分泌的药物、H_2受体阻滞剂(西咪替丁)、氢离子泵抑制剂(奥美拉唑)、胃肠蠕动促进剂(西沙必利)。④重者甚至可手术治疗。

二、急性纤维蛋白性喉气管支气管炎

急性纤维蛋白性喉气管支气管炎,也称纤维蛋白样-出血性气管支气管炎,纤维蛋白性化脓性气管支气管炎,流感性(或恶性,超急性)纤维蛋白性喉气管支气管炎,急性膜性喉气管支气管炎,急性假膜性坏死性喉气管支气管炎等。多见于幼儿,与急性阻塞性喉气管炎虽同为喉以下呼吸道的化脓性感染,但病情更为严重,病死率很高。

(一)病因

(1)阻塞性喉气管炎的进一步发展。

(2)流感病毒感染后继发细菌感染。

(3)其他:创伤、异物致局部抵抗力下降,长时间气管内插管,呼吸道烧伤后等。

(二)病理

与急性阻塞性喉气管炎相似,但病变更深。主要特点是喉、气管、支气管内有大块或筒状痂皮、黏液脓栓和假膜。呼吸道黏膜有严重炎性病变,但无水肿,黏膜层及黏膜下层大片脱落或深度溃疡,甚至软骨暴露或发生软化。因黏膜损伤严重,自组织中逸出的血浆、纤维蛋白与细胞成分凝聚成干痂及假膜,大多易于剥离。

(三)症状

类似急性阻塞性喉气管炎,但发病更急,呼吸困难及全身中毒症状更为明显。

（1）突发严重的混合性呼吸困难。呼吸时呈干性阻塞性噪响,可伴有严重的双重性喘鸣。咳嗽有痰声,但痰液无法咳出。如假膜脱落,可出现阵发性呼吸困难加重,气管内有异物拍击声,哭闹时加剧。

（2）高热,烦躁不安,面色发绀或灰白,可迅速出现循环衰竭或中枢神经系统症状,如抽搐、惊厥、呕吐。发生酸中毒及水电解质失衡者也多见。

（四）检查及诊断

检查参见急性阻塞性喉气管炎,常有混合性呼吸困难,胸骨上窝、肋间隙、上腹部等处有吸气性凹陷,伴以锁骨上窝处呼气性膨出。呼吸音减弱或有笛音,甚至可闻及异物拍击声。用力可咳出大量黏稠的纤维蛋白性脓痰及痂皮,咳出后呼吸困难可明显改善。如行支气管镜检查,可见杓状软骨间切迹、气管及支气管内有硬性痂皮及假膜。结合症状可确定诊断。

（五）治疗

同急性阻塞性喉气管炎,应及早进行血氧饱和度监测和心电监护。较严重者,需行气管切开术,但术后需用气管套管口滴药消炎稀释,必要时须反复施行支气管镜检查,将痂皮及假膜钳出和吸出,以缓解呼吸困难。

（六）并发症

常见的并发症为败血症或菌血症,其次是心包炎、弥漫性支气管肺炎、脑膜炎、脑炎等。

（七）预后

一般预后良好,如并发麻疹和支气管肺炎者预后较差。

第二节　环杓关节炎

喉关节炎中因环甲关节炎发生较少,且症状不明显,以下主要介绍常见的环杓关节炎。

一、病因

（1）全身性关节疾病的局部表现,如风湿性或类风湿性关节炎、痛风、强直性脊柱炎、系统性红斑狼疮和其他胶原病,甚至可能是青少年风湿性关节炎早期唯一的表现,临床25%～33%的类风湿关节炎累及环杓关节。

(2)喉炎、喉软骨炎等喉部急性或慢性炎性疾病直接侵及关节,多见于链球菌感染,也可发生于特殊性传染病,如结核或梅毒性溃疡等。

(3)喉内及喉外部创伤可引起一侧或双侧关节炎,如内镜、麻醉插管、置管时间过长、管径过粗、长期鼻饲等。受到颈前部钝性撞击、挤压时,常易损伤环杓关节。

(4)继发于急性传染病,如伤寒、流感之后。

(5)放射治疗后。

二、病理

喉关节炎的病理为炎性改变过程。对于风湿性及类风湿性环杓关节炎病理改变:初期关节滑液层及软骨炎症,包括关节渗出、滑膜增生及炎性细胞浸润。后期滑膜增厚,血管翳形成,并沿关节面蔓延,释放酶及其他软骨破坏介质,关节软骨发生破坏、吸收,纤维组织增生可代替消融的软骨,产生关节腔纤维强直,最终发生骨强直及关节变形。

三、临床表现

(一)急性期

常见声嘶和喉痛,早期在吞咽和发声时喉部异物感,以后喉痛可逐渐加重,并常向耳部放射。声嘶及呼吸困难视炎症、红肿程度和声带固定的位置而定。声带固定于外展位可出现声嘶或失声,红肿较剧或声带固定于内收位者,可出现呼吸困难、喘鸣。原发病的症状,如伴有风湿性或类风湿性关节炎症状等。喉镜检查可见杓状软骨处黏膜充血、肿胀,可累及杓间区、杓会厌襞的后段及室带。声带可固定于内收或外展位。在喉结两侧或一侧甲状软骨后缘中央或环状软骨后部有压痛。

(二)慢性期

或称僵直期。多见于反复急性发作后,一次急性发作也可转为慢性。其症状决定于关节固定的位置,可出现声嘶或呼吸困难,喉部症状多不明显。若为一侧病变,患侧声带较健侧高,发声时健侧杓状软骨可接近患侧杓状软骨。有时可见环杓关节区黏膜增厚、溃疡,形成肉芽瘢痕等。

四、诊断与鉴别诊断

急性环杓关节炎较易诊断,喉痛、声嘶、杓状软骨区充血肿胀,发声时声门呈三角形裂缝是急性环杓关节炎诊断的主要依据,尤其是杓状软骨区的充血肿胀。

要识别是否为风湿性,应注意其他关节酸痛史,行血沉,抗"O"检测以及抗风湿治疗是否有效。慢性环杓关节炎极似喉返神经麻痹,可根据病史、频闪内镜、拨动杓状软骨是否活动及喉肌电图等与喉返神经麻痹鉴别。

五、治疗

针对病因积极治疗,外伤或一般炎症引起者,可予局部理疗如透热疗法,药物离子(水杨酸)透入。急性发作期以声带休息为主,全身使用糖皮质激素及抗生素,亦可关节腔内注射。风湿或类风湿性患者,可口服水杨酸制剂。待炎症消退后行喉镜检查,可在支撑喉镜下用喉钳推动患侧杓状软骨,试行杓状软骨拨动术,术后适时发声和深呼吸,以防关节僵硬。

第三节 喉软骨膜炎

喉软骨膜炎为喉软骨膜及其下隙的炎性病变。急性及原发性者较少,慢性及继发性者居多,常使软骨坏死形成脓肿。

一、病因

喉软骨膜炎的原因很多,可概括为如下 3 类。

(一)喉部外伤

喉部各种外伤如切伤、刺伤、裂伤、烧伤和挫伤等均极易伤及喉软骨膜和软骨。喉裂开术或其他喉部手术,如过多分离甲状软骨膜时,可发生甲状软骨膜炎;高位气管切开术常损伤环状软骨,麻醉插管及喉部内镜检查,如损伤杓状软骨,或插管时间太久,压迫杓状软骨,均可引起杓状软骨膜炎;喉部吸入较大而硬的异物直接损伤喉软骨亦可引起本病。

(二)放射线损伤

喉部软骨对各种放射线的耐受性极低,在颈部用深度 X 线、镭锭、放射性核素或其他高能量放射治疗和进行治疗时,常出现一些放射性喉软骨反应,引起喉软骨膜炎及软骨坏死等并发症。并发症发生的时间与放射剂量的关系,并非完全一致。有些患者在放疗期间或结束时发生反应,多数患者为延迟反应,常在放疗后 3～6 个月甚至 1 年至数年之后才发生,故应详细了解病史。

(三)全身疾病

罹患上呼吸道感染、伤寒、白喉、猩红热、麻疹、天花、结核、梅毒以及糖尿病等疾病时,病菌或毒素可累及喉部各软骨,引起喉软骨膜炎;或因病菌感染,损害喉黏膜形成溃疡,溃疡深达喉软骨膜而致病。

(四)喉部恶性肿瘤

喉部恶性肿瘤晚期发生深部溃疡,继发感染,也可引起喉软骨膜炎及软骨坏死。

二、病理

喉软骨膜炎多发生于杓状软骨,环状软骨及甲状软骨次之,会厌软骨膜感染者最少。外伤性喉软骨膜炎,常累及多个喉软骨。软骨膜发生炎症后,渗出液积留于软骨膜下隙,渐成脓液,使软骨膜与软骨分离,软骨缺血而坏死。病变之初,喉内部显现水肿或红肿,有时喉外部亦有肿胀。喉软骨膜炎亦有不化脓者,愈后生成瘢痕较多,明显增厚。喉结核最易侵及杓状软骨,并常波及环状软骨,使其强直。喉部梅毒病变,则多侵及甲状软骨。

三、症状

(一)疼痛

吞咽痛及喉部压痛为此病的主要症状。当颈部运动或压迫喉部时均发生疼痛或钝痛,吞咽时疼痛加剧,有时疼痛放射到耳部或肩部。

(二)声嘶

早期发声易疲劳,进一步发展,声调变低变粗,言语厚涩,渐至声音嘶哑。

(三)吞咽困难

杓状软骨及环状软骨发生软骨膜炎时,杓状软骨高度肿胀,梨状窝亦肿胀,引起吞咽困难。

(四)呼吸困难

如喉内黏膜高度充血水肿,使声门窄小,严重者发生吸入性呼吸困难,并可发生窒息。

(五)全身症状

体温多正常或低热,急性患者及混合感染,其体温可高达 40 ℃,少数患者有乏力、畏寒等不适。如因全身疾病引起者,则有明显的全身原发病症状。

四、检查

(一)颈部检查

甲状软骨膜炎患者,颈前部多有肿胀发硬,并有明显的压痛,有时颈部出现红肿,淋巴结也常肿大。

(二)喉镜检查

检查所见视病变位置和范围不同而异。如病变限于一侧杓状软骨,则患侧杓状突明显肿胀,表面光滑发亮。甲状软骨喉腔面软骨膜发炎时,喉室带、声带、杓状突均发生肿胀。如病变在环状软骨板时,常于梨状窝处发生肿胀,环杓关节多被侵及发生强直,致患侧声带固定。

五、诊断

根据病史及检查所见,一般诊断较易,但宜查出其原因,以便确定治疗方法。喉软骨膜炎与喉脓肿有时不易辨别。喉软骨膜炎极易演变为喉脓肿,必要时可进行穿刺检查,以便确诊。

六、治疗

治疗原则:防止炎症的扩散及喉软骨坏死化脓。因为喉部软骨为各自的软骨膜所包绕,互相分隔。如果病变蔓延发展,或处理不当(如切开或穿刺),可使炎症迅速扩散。如没有明显的喉脓肿形成,一般不主张施行探查性穿刺或切开。

(1)早期应用足量的抗生素及激素治疗。

(2)局部理疗或热敷,有减轻疼痛,促使感染局限化之功效。

(3)患者尽量少说话,进流质饮食。

(4)针对病因,积极治疗,如有异物,应尽早取出。

(5)严密观察病员的呼吸情况,如有明显的呼吸困难,应行气管切开术。

(6)喉软骨坏死化脓,则按喉脓肿治疗。

第四节 喉部脓肿

喉部脓肿较咽部脓肿少见,男性较女性多,多发于20～60岁。

一、病因

(一)继发于喉部疾病

(1)急性会厌炎,急性喉炎,喉部水肿等。病菌可侵及喉黏膜下层,形成局部脓肿。

(2)喉结核、梅毒等,如继发感染形成溃疡,喉软骨也容易坏死化脓而形成喉脓肿。

(3)喉软骨膜炎,可演变为脓肿。

(二)外伤

任何机械性、物理性和化学性刺激都可以伤及喉黏膜及喉软骨,感染后可形成脓肿。手术外伤如喉裂开术、气管切开术、喉内插管及喉内镜检查等,可损伤喉黏膜,继发感染,则可形成脓肿。

(三)邻近器官疾病的蔓延

(1)口腔龋齿、牙槽脓肿、急性化脓性扁桃体炎,咽部脓肿等,炎症均可直接向下扩散和蔓延至喉部,或经淋巴和血行播散至喉部引起喉脓肿。

(2)颈部急性蜂窝织炎,炎症局限形成脓肿,脓液直接腐蚀甲状软骨而继发喉脓肿。

(四)放射线损伤

喉部放射治疗如照射野太广,短期内所用剂量较大,可并发喉软骨膜炎,软骨坏死及化脓。

(五)深部真菌感染

深部真菌感染原发者少见。常在喉部慢性特种传染病及喉部恶性肿瘤等长期应用广谱抗生素、肾上腺皮质激素及抗肿瘤药物或放射治疗之后发生。致病真菌多为隐球菌、念珠菌、放线菌等。

喉脓肿常为混合性感染,致病菌为溶血性链球菌、葡萄球菌、肺炎链球菌、铜绿假单胞菌、大肠埃希菌等。由烧伤、放射线所引起的喉脓肿则以铜绿假单胞菌、金黄色葡萄球菌占多数。

二、症状

(一)全身中毒症状

大多数患者起病急骤,常有寒战、发烧、全身不适、食欲不振,脉搏、呼吸快速。

(二)局部症状

视脓肿的位置,范围及性质,有不同程度的喉痛、吞咽痛、声嘶及呼吸困难等症状。脓肿未形成前,局部充血水肿较明显,常有声嘶,呼吸困难,喘鸣。如脓肿已形成,因疼痛较局限而明显,有时可发生反射性耳痛,体温下降正常或为低热。

喉脓肿如发生在喉后部,则有吞咽疼痛及吞咽困难,或至少有喉部梗阻感。喉脓肿如发生在杓状软骨,可早期引起杓状软骨坏死,继而发生环杓关节固定。喉脓肿如发生在环状软骨,常致一侧或双侧环杓关节固定,呼吸困难,吞咽困难较明显。喉脓肿如发生在甲状软骨,常引起声带、室带、喉室、声门下区同时肿胀。喉脓肿向颈部穿破,或喉脓肿由颈部感染引起者,在颈部有时可出现坚硬木板样浸润块。如脓肿较大,可压迫整个喉体向一侧移位,并可压迫颈交感神经节,出现 Horner 综合征。

三、检查

(一)喉外部及颈部检查

颈部常有压痛,活动喉体则疼痛加剧。脓肿可引起甲状软骨坏死,炎症扩散蔓延至颈部,使颈部红肿发硬,以后逐渐软化有波动感,穿刺可抽出脓液。脓肿穿破颈前皮肤,可形成瘘管,瘘口周围有肉芽组织增生。颈部及颌下可触及肿大的淋巴结。

(二)喉镜检查

应注意观察喉腔黏膜有无充血、水肿,环杓关节是否固定,梨状窝有无积液及瘘管形成等。

浅而小的脓肿多局限于会厌舌面、杓会厌襞及杓状突等处;范围较大的脓肿,表示喉深部已受感染。

(三)X 线检查

应常规行胸部透视检查,注意有无纵隔影增宽及肺结核。摄颈部侧位片,以检查有无异物存留及喉软骨软化或骨化等;亦可观察会厌,喉室及梨状窝有无变形。CT 扫描、MRI 更有助于诊断。

四、诊断

一般诊断喉脓肿不困难。但在早期,喉黏膜常呈弥漫性充血、水肿,喉部压痛亦不明显,易误诊、漏诊。必须严密观察病情之发展。必要时可行穿刺抽脓,以便确诊。

五、并发症

(一)窒息

喉脓肿破裂或喉内黏膜高度肿胀均可引起窒息,需立即进行气管切开术。

(二)炎症

向下蔓延扩展可致喉气管支气管炎,炎症向下直接侵入纵隔,可引起纵隔炎及纵隔脓肿,脓液如被吸入肺部可发生肺脓肿。

(三)感染

可向上循颈动脉鞘传入颅内发生脑膜炎、脑脓肿或引起颈内静脉栓塞及颅内血栓性静脉炎。

(四)喉狭窄

脓肿如破坏喉软骨及喉内组织,治愈后常有瘢痕收缩及粘连,引起喉狭窄。

六、治疗

(1)切开引流术:喉内脓肿多在直接喉镜下进行切开排脓。脓肿切开前,先用无菌技术穿刺抽取脓液,留作细菌培养及药物敏感试验。在脓肿最突出处切开,脓液排除后,用吸引器头或用闭合之异物钳细心探触脓腔,注意有无异物存留或坏死软骨,如有发现,应立即取除。

喉外部肿胀者,可于颈部施行手术引流脓液。要注意保护颈部重要血管、神经、喉部肌肉及正常的喉软骨膜,以防止后遗瘢痕狭窄。切口置橡皮引流条,每天检查伤口引流情况。喉脓肿消退后,如有喉狭窄可能时,应及时行喉扩张术。

(2)应用足量的抗生素:脓肿切开引流后,仍需应用足量的抗生素治疗。

(3)全身支持疗法:对体温较高者,可应用药物或物理降温;有呼吸困难者,应予输氧,及时纠正酸中毒,并作好气管切开术的准备,必要时进行气管切开术。病情较重者,应进食高热量易消化的饮食,及时输液,必要时可少量输血。

(4)因放射线引起的喉软骨广泛坏死,并形成多发性喉脓肿者,还须考虑施行喉全切除术;但术后并发症较多,医师、患者及其家属都必须有充分的思想准备,相互配合才能以期取得最佳的疗效。

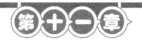

喉部外伤性疾病

第一节 开放性喉外伤

开放性喉外伤指颈部皮肤、软组织有伤口与喉腔相通的喉外伤。累及喉软骨、软骨间筋膜及喉黏膜。常见的原因有切伤和刺伤、爆炸裂伤、勒伤及撞击伤等。受伤部位常发生于甲状软骨、甲状舌骨膜、环甲膜及气管,而环状软骨则较少见,伴有甲状腺损伤亦不少。严重者可多处同时受伤(图 11-1)。

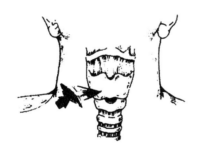

图 11-1 喉穿破伤

一、临床表现

开放性喉外伤的临床表现因创口的深浅、范围而异。

(一)出血

严重的出血常是损伤喉动脉、面动脉舌下支、甲状腺动脉或甲状腺组织。如颈部动脉受伤大出血易出现休克、死亡。若静脉被切断、破裂,出血较多,且可形成气栓。无大血管损伤者,常有血痰伴呼吸而咳出。

(二)皮下气肿

皮肤伤口与喉伤口不在同一位置,咳嗽时空气由喉裂口进入颈部软组织,而造成皮下气肿,可扩展到面、胸、腹部。

(三)呼吸困难

由于喉软骨骨折、喉腔变形、伤口组织塌陷或黏膜肿胀;血液流入下呼吸道内;气管外伤或气胸等而引起呼吸困难。

(四)声嘶或失声

声带损伤或喉返神经、环杓关节脱位或喉腔开放引起声嘶或失声。

(五)吞咽困难

因外伤后咽、喉痛使吞咽障碍;喉咽、梨状窝或食管受累而出现吞咽困难。

(六)颈部伤口

伤口形态与致伤原因有关,刀伤时伤口大,整齐,常为单一伤口。尖锐器伤皮肤伤口小,伤口深且有多个。有严重皮下气肿。铁丝、电线等勒伤,伤口细小,仅有皮肤少许渗血。枪伤一般为贯通伤,颈部伤口小局限。爆炸伤伤口边缘不整,常有异物停留于组织内。

二、检查

(一)出血量及活动性出血的来源

应诊时首先用有效的方法止住活动性出血,并根据血液的性状、出血的动态和预计出血量等初步判断可能损伤的组织。只有做好良好的照明及抢救准备,才能探测伤口。一般说来,颈部大动脉受伤,多在现场死亡。患者能送来院急诊,说明还有抢救机会。

(二)伤口的位置及范围

明确伤口的位置及喉气管的关系,检查伤口与气道相通是否顺畅,如有组织层覆盖或不完全覆盖,会加重皮下气肿。

(三)全身状况

全身状况包括患者的生命体征,如呼吸、脉搏、血压等。

(四)辅助检查

在病情许可下,喉 CT 检查,内镜检查,确定有无合并食管损伤、喉咽损伤、甲状腺及颈部大血管等损伤。

三、治疗

(一)保持呼吸道通畅

自伤口处插入气管插管或带气囊的 Y 形气管套管,并打胀气囊,防止血液流入下呼吸道。必要时应行环甲膜切开或气管切开。在野外,可在原开放的瘘道或稍加扩大后放入气管套管或中空导管应急。然后才进一步检查。

(二)止血及抗休克

颈部外伤时大出血有原发性及继发性两种,危害性极大,因此在建立呼吸道通路时应同时行止血措施。急救时,颈部用环行绷带紧包扎止血会影响脑部供血;结扎血管止血需具备一定的条件。填塞压迫是简单有效的止血方法,待患者情况好转或在有条件的地方再行血管结扎手术。在无条件行进一步抢救时,切勿取填塞物,以免引起大出血。

出血剧烈,填塞物无效时,应用于压迫止血及防止气栓形成,同时行颈部血管探查术。将皮肤伤口向下扩大,在近心端将受伤之颈内静脉结扎。动脉裂口可用细丝线缝合,或行血管吻合术。而结扎颈总动脉、颈内动脉只在最后为挽救患者生命时才采用。

(三)喉损伤的处理

根据受伤部位及范围,采取不同的处理方法。

1.舌骨上损伤

伤口切断舌骨上肌群,直到咽腔,或切断会厌游离缘。手术时应将伤口拉开,间断缝合修复咽腔黏膜,再逐层缝合舌骨上肌群。注意舌下神经及舌动脉是否受伤。缝合后不需要放置喉模。

2.甲状舌骨膜

受伤机会较多。切口经过会厌前间隙,可横断会厌,如小块会厌游离可切除。如会厌根部断离,应将会厌根部拉向前缝合,以免引起呼吸困难。缝合原则是分层对位缝合,以恢复原有功能,不需留置喉模。注意保护未断离的喉上神经。

3.甲状软骨中上部

常损伤喉内的声带、杓会厌襞和室带。缝合时应尽量保留喉腔黏膜,并复位缝合。将会厌拉向前缝合,留置喉模 3 个月左右。

4.甲状软骨中下部

在该处除损伤声带外,易损伤喉内肌、杓状软骨和环状软骨,可导致环杓关节脱位,严重影响声带活动。严重外伤者,可伤及下咽,甚至咽后壁。缝合时应注意声带黏膜复位及将两侧声带尽量恢复到同一平面。尽量保留软骨,如为小块已游离无软骨膜附着的软骨,估计难以成活者,应及时取出。对位缝合甲状软骨板,喉腔内放置喉模3~6个月。

5.环甲膜

如损伤仅及环甲膜,气管切开后单纯缝合即可。如伤口深可伤及环杓关节、环状软骨,甚至喉咽、气管入口及椎前筋膜等。应行低位气管切开后,分层缝合,留置喉模3~6个月。

6.气管

由于伤及颈部气管时,常累及甲状腺、食管及喉返神经。如伤及气管旁的大血管,患者常来不及就诊就已死亡。手术时可用丝线将气管对位缝合,食管伤口分层缝合。如能找到离断喉返神经断端可即行吻合或后期处理。缝合后可放置T形管或镍钛记忆合金支架支撑3~6个月,以防狭窄。食管损伤者术后应停留胃饲管。

7.喉大范围缺损

应尽量按其解剖结构修复,以恢复其呼吸及发声功能。临床常用于修复的材料和方法有以下几点。

(1)会厌组织:将会厌自前间隙处分离后,向下牵拉,修复喉腔前面或左右前外侧面,留置喉模2周左右。该方法取材容易,方法简便,会厌的支架作用好,修复效果好。患者呼吸功能良好,大多数均能拔管。但患者在短期内有呛咳,特别是进食流质时,一般在3个月左右好转。

(2)颈前带状肌:可用单侧单蒂或双蒂、双侧单蒂或双蒂胸骨舌骨肌瓣翻转缝合,修复喉前外侧壁。此法除取材容易、简便外,可同时修复喉的侧壁及前壁,但支架作用稍差,术后发声较差,需留置喉模1~3个月,如仍有狭窄,需再次置入喉模。

(3)舌骨肌瓣:取适当长度的舌骨,保留骨膜及附着的胸骨舌骨肌,将舌骨缝于缺损的喉前壁或外侧壁,并放置喉模3~6个月。此法的支架作用好,适用于损伤范围小的患者。术中应注意保留舌骨膜,同时舌骨及附着肌肉不能短于1.5 cm,否则舌骨易缺血坏死,令修复失败。

(4)全喉重建术:严重喉外伤、尽管喉体碎裂也要灵活运用各种重建技巧,重建呼吸通道。以期达到患者伤愈后能经口呼吸和保持语言能力。不能因为伤后喉解剖结构紊乱,自己能力所不能及,而草率地将残余喉组织剪除。如因爆炸全喉缺失,应急处理可形成颈前气管造口,日后才行Ⅱ期发音重建术。

(5)联合修复:常用于并有喉外器官严重损伤,如颈前皮肤大范围缺损、下咽部或颈段食管损伤等。常用的有胸大肌皮瓣、颈阔肌皮瓣及胸锁乳突肌皮瓣,吻合血管的肱桡肌皮瓣、股外侧肌皮瓣等游离皮瓣和肌皮瓣联合修复。

四、喉模的类型和放置方法

喉模是喉气管成形术必用品,使用时应因地制宜,因人而异。现将常用的喉模种类和放置方法介绍如下。

(一)硅胶管

1.放置方法

取 2 cm 长、外径约为 1.3 cm 的硅胶管将上端缝合(减少误吸),选择可起固定作用的双侧甲状软骨板,以粗针头为引导将细不锈钢丝依次穿过一侧皮肤-甲状软骨-硅胶管-对侧甲状软骨板-皮肤,同法在上方处再穿过细钢丝一条。手术结束时将钢丝拉紧,判断管上缘水平略超过损伤区域后,分别用纽扣穿钢丝固定于双侧颈部皮肤外(图 11-2)。

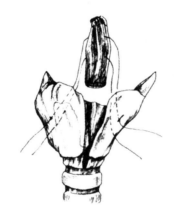

图 11-2　硅胶管喉模固定法

2.取出方法

喉腔黏膜表麻或全麻下进行。切记先夹住喉模顶端,再剪断颈部固定钢丝,经口腔取出喉模。

(二)T型硅胶管

硅胶管无毒性、对组织刺激轻微,长期佩带无不适感;支撑力较好,不易变形。堵塞 T 型硅胶管的支管,不影响患者呼吸,自我护理也方便(图 11-3)。

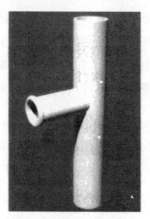

图 11-3　T 型硅胶管

1.放置方法

根据患者年龄和身材大小、病变部位和范围,选择合适的规格及裁剪合适的形状和长短(表 11-1),管端修剪圆滑平整。放置时支管自气管造瘘口处伸出,上端可达破裂上缘或向前与会厌根部平齐(图 11-4)。

表 11-1　T 型硅腔管规格

规格编号	主管外径(cm)	支管外径(cm)	适用年龄
1	0.8	0.6	幼儿
2	1.0	0.8	儿童
3	1.1	0.9	儿童
4	1.2	1.0	青少年
5	1.3	1.1	青少年
6	1.4	1.2	成年女性
7	1.6	1.4	成年男性

2.T 型硅胶管与气管套管联合应用

临床经验表明,T 型硅胶管安放后,支管不能长期作为通气道。因为 T 型硅胶管不配有内套,一旦 T 型硅胶管的近心端形成痂皮,会影响管腔通畅,出现"活瓣样"的呼吸困难。解决这个问题的方法是,支管适当剪短,以较小号气管套管自支管内放入,使气管套管口突出,T 型硅胶管垂直管下缘。按常规气管套管的清洁方法清理内套,我科在临床上常将气管套管和 T 型硅胶管联合使用,效果颇佳(图 11-5)。

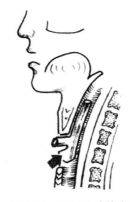

图 11-4　Ｔ型硅胶管安放图

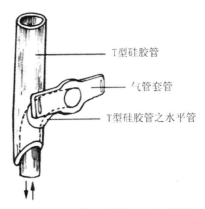

图 11-5　Ｔ型硅胶管与气管套管联合应用

3.拔管方法

沿气管瘘口下缘与Ｔ型支管间隙深入细长血管钳,夹住Ｔ主管与支管连接之下部,向上推压支管再向外拉,即可取出。放置气管套管,并堵管观察1周,无呼吸困难可拔管。

4.Ｔ形管拔除的时机

(1)Ⅰ型喉外伤有广泛黏膜损伤,戴管2个月左右。

(2)Ⅱ型喉外伤,戴管3～6个月。

(3)Ⅲ型喉外伤,喉软骨破碎内陷者,戴管6～12个月。

(4)重的Ⅲ型及Ⅳ型喉外伤戴管1.5～2年。

(三)乳胶指套喉模

1.特点

(1)制作方便,可根据患者的年龄、损伤部位及范围制作不同规格的喉模。

（2）喉模柔软，具有一定的支撑作用，又有一定的柔软性。

（3）对创面的摩擦及压迫小，不易生长肉芽。

（4）缺点是不宜长期存放。

2.制作

剪取消毒手套的示指套，在套内装剪碎或小块状的碘仿纱或海绵，在两端用丝线扎紧，在扎紧处的外端分别缝扎 10 号丝线两条，指尖端处丝线约 30 cm 长，另一端长约 20 cm。制作后的喉模（适用于成人男性）长 5 cm，宽 1.5 cm 左右（图 11-6A）。

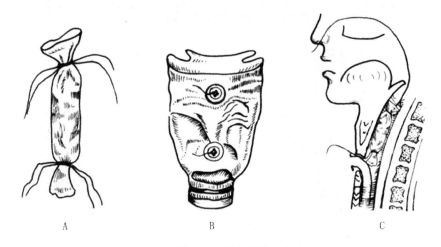

图 11-6　指套喉模固定法

A.指套喉模；B.指套喉模喉前上下固定法示意图；C.指套喉模鼻腔-颈部固定法示意图

3.放置固定

在喉内黏膜复位缝合、软骨复位后，根据患者的年龄、损伤的范围和部位制作合适的喉模。放置固定方法有两种：颈外固定如图 11-6B 所示。鼻腔-颈外固定法：将喉模放入喉腔（指端向上，自一侧鼻腔放入导尿管到喉腔将喉模上端丝线自前鼻孔引出并固定，注意丝线不宜牵拉过紧，以防损伤软腭。下端丝线自气管切开处引出并固定（图 11-6C）。

4.取出方法及时机

口及喉咽黏膜表麻，将下端固定丝线剪断，在口腔用血管钳夹住上端丝线，在前鼻孔处剪断固定丝线，然后自口腔取出喉模。

一般指套喉模放置时间为 2 周，因口内有丝线，长时间放置患者感到不适。同时丝线对软腭、鼻腔可造成一定的损伤，因此指套喉模一般用于喉内黏膜外伤。

(四)镍钛形状记忆合金支架

1.特点

镍钛形状记忆合金作为一种新型材料,已广泛应用于临床各领域。镍钛形状记忆合金在相变区具有形状记忆特性和超弹性,在低温下(0 ℃左右,处于马氏状态)比较柔软,可以变形。将其加热到人体温度时(高温相状态)立即恢复到原来形态,产生持续柔和的支撑力,起到矫形或持续支撑作用。其优良的生物相容性、形态记忆功能、超弹性、耐腐性、耐磨性、无毒性等特征,被称为 21 世纪的新型材料。

记忆合金支架有附膜支架和裸支架。附膜支架可阻止喉黏膜肉芽向支架内生长,放置一段时间后可经直接喉镜下取出。裸支架放置后,喉黏膜可深入网格内,支架与组织相容,起到支撑作用。

2.放置方法

根据患者情况,选择合适大小、形状的记忆合金支架。将记忆合金放入冰中,冷却缩小后,置入喉腔内,受体温作用金属立刻恢复原状,固定并支撑喉腔。由于裸支架不能取出,放置时不能高于声带水平。所以,受伤部位高于声门水平者不适宜放置裸支架。常规的圆筒网状支架常用于声门下、气管的支撑。声门区的支撑最好用特制的喉模。

3.取出时间及方法

附膜支架根据患者的受伤程度和范围决定,一般放置 3 个月左右。表麻或气管内麻下,在直接喉镜或支气管镜下取出。

第二节　闭合性喉外伤

闭合性喉外伤是指颈部皮肤无伤口与喉腔贯通的外伤。

一、喉黏膜挫伤、撕裂伤

(一)临床表现

1.症状

喉部疼痛,以吞咽时更明显,可放射到耳部。由于喉黏膜水肿、黏膜下出血、黏膜撕裂、常有声嘶及咯血现象。如并有环杓关节脱位，声嘶更明显及持续。一般说来，此种类型损伤较少立刻发生呼吸困难，但要注意的是受伤后数小时，才是喉内组织肿胀的明显期。临床医师有此预见性，会减少患者过早脱离医疗监护、突发呼吸困难的危险。

2.检查

(1)颈部检查：颈部软组织肿胀、淤血。如喉黏膜撕裂伤严重者可发生局限性皮下气肿，严重者气肿可波及颜面、颏下、胸部等部位。

(2)间接喉镜或光纤喉镜检查：喉黏膜水肿、黏膜下水肿或黏膜撕裂；杓会厌襞移位，声门狭窄或变形等；声带活动受限或固定，喉腔变形或结构欠清等。

(3)喉部 X 照片、CT 检查：对排除喉支架骨折、环杓关节脱位、手术方案的制定等有较大的参考价值。

(二)治疗

1.一般处理

一般处理适用于无呼吸困难的喉外伤。

(1)严密观察病情，作好气管切开准备，一旦出现呼吸困难成立即行气管切开。

(2)令患者安静，少言，进食流质、禁食或鼻饲流质。

(3)早期应用抗生素和皮质激素可减轻黏膜水肿。

2.外科处理

外科处理包括气管切开及手术探查。

(1)气管切开：对有以下情况者应行气管切开，以策安全。①伤后即出现呼吸困难或呼吸困难呈进行性加重；②喉黏膜较大范围撕裂伤、持续性咯血者；③就诊时虽无呼吸困难，但有咳血、皮下气肿者，可以作预防性的气管切开。

(2)手术探查：喉裂开后，将撕裂的黏膜缝合(图 11-7)或将黏膜下血肿刮除，尽量保留黏膜完整，内置喉横 2 周，以防止喉狭窄。

二、喉软骨支架骨折

喉软骨支架骨折所受的外来暴力较喉黏膜挫伤及裂伤要大得多，是严重的喉外伤。闭合性喉外伤以甲状软骨、环状软骨骨折多见，而顿挫挤压伤引起喉气管断裂分离常见于多发性的损伤中。这些损伤难免地伴有喉黏膜撕裂伤。

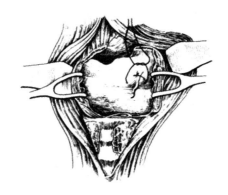

图 11-7　喉内黏膜缝合

(一)临床表现

1.皮下气肿

喉内黏膜撕裂,气体进入颈部皮下,可扩展到全颈、颏下、面颊或纵隔等。

2.咯血

轻者可痰中带血,重者出现较大量的咯血,频频咳嗽使皮下气肿加重。

3.呼吸困难

喉软骨骨折,特别是环状软骨骨折,使喉腔失去正常的支撑而变形,加上喉黏膜水肿、血肿及出血等因素,而出现喉阻塞。

4.声嘶

喉软骨骨折或关节脱位使声带位置发生改变;喉黏膜水肿或血肿、黏膜撕裂致声带形态改变;喉返神经麻痹或环杓关节脱位使声带活动受限或固定,而出现声音改变。

5.疼痛

说话或吞咽时疼痛明显,疼痛有的向耳部放射。

6.吞咽困难

患者可因疼痛而产生吞咽困难,但应注意并发食管损伤。

(二)检查

(1)颈部肿痛、皮下淤血及皮下气肿。皮下气肿的始发位置可为损伤的部位提供参考依据;闭合性喉气管损伤时,皮下气肿进展很快。

(2)喉体正常轮廓不清,甲状软骨扁平,环状软骨弓消失,可扪及错位的软骨。在气管离断时。由于舌骨上肌群的牵拉,可使喉体上移。

(3)喉腔形态的观察:对检查合作的患者,间接喉镜观察下咽、喉部常是确诊的一项重要手段。纤维喉镜有视野清楚、光线明亮,对损伤范围和程度判断较准确及对病者损伤小等优点,特别对检查不合作、张口受限或特殊体位者更为适合。直接喉镜检查有加重损伤的可能,不宜作为首选,但对已建立有效气道,又无颈椎及颈部并发症者,应不属禁忌。随着纤维镜的普及应用,它的损伤小、观察全面等优点已被广泛接受。为此,传统的直接喉镜检查临床逐渐减少。外伤时喉腔形态有黏膜暗红、水肿,黏膜下血肿、黏膜裂伤。声门变形、声带活动受限或固定,喉软骨暴露等征象。

(4)喉部 CT 是一种非损伤性检查,其结果是选择治疗方法的重要依据。它有助于查明喉软骨的破坏程度、环杓关节运动情况以及内镜难以发现的喉内软组织改变。尽管如此,传统的喉部 X 线正侧位片、体层照片等临床仍有采用价值。但必须指出,喉部的影像学检查应在呼吸道通畅及病情许可时进行。

(5)注意并发颈部钝挫伤或颌面部骨折、颈椎骨折及胸部损伤等。

(三)治疗

(1)迅速建立有效呼吸通道,防止窒息。

(2)软骨骨折复位及修复喉软骨骨折的整复应尽早进行,在致伤后 2 小时内采取妥善的治疗措施,对预防并发症,保存喉功能甚为重要。

扩张法软骨复位:指单纯骨折,喉腔声门轻度变形,但无呼吸困难,但当喉内血肿及黏膜水肿消退后,发现骨折移位对发声和呼吸有一定影响。对此型患者主张早用扩张法复位治疗,可取得了很好治疗效果。复位可在直接喉镜下、气管镜下进行。方法:气管切开后,全麻下在直接喉镜或气管镜下进行手法复位。复位后可经喉放入喉模,1 周后取出。亦可不放喉模,3 天后再复位 1 次。

喉裂开软骨复位:Cherian 总结了 30 例喉外伤患者,提出喉外伤患者在 7 天内行外科手术治疗者 94% 预后良好,而 7 天以后者治疗效果差,预后不良。适应证:①喉黏膜撕裂、软骨暴露、明显移位的骨折;声带固定。②伤后不久即出现呼吸困难。③伤后持续咯血,颈部广泛皮下气肿呈进行性。④直接喉镜或气管镜下复位不成功者。方法:喉裂开后,将折断的软骨片整复,软骨膜完整者,对位缝合软骨膜(图 11-8);软骨膜缺损者,可直接缝合软骨断缘固定。喉内软组织复位,将黏膜缝合。如黏膜缺损大导致不能缝合,可用会厌黏膜、鼻腔游离黏膜修复,或将杓会厌皱襞黏膜向内拉拢修复,具体应根据损伤范围及部位而定。然后放置喉模 3~6 个月。如喉支架破坏或缺失严重,实在难以完整修复,在手术时亦应围绕恢复、发音和防止误咽等功能设计手术方案,以期保持患者的生活质量。

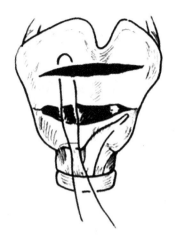

图 11-8　甲状软骨缝合

　　喉气管断裂者,其皮肤可有或无伤口,远端可缩回至胸腔,患者立即有咯血、呼吸困难、皮下气肿。此时应立即颈部切开,将远端牵拉向上与近端吻合固定,并放置支撑喉模。因此类损伤常累及双侧喉返神经,出现声带麻痹。术中应做低位气管切开,有条件可同时行神经吻合。如效果不佳或术时因特殊情况不能行神经吻合时,术后应观察声带运动半年内未恢复,再按声带麻痹处理,如抢救现场无条件进行喉、气管吻合时,应将远端固定于颈部,非放置气管套管或气管插管。

参 考 文 献

[1] 刘君.现代耳鼻咽喉与眼科疾病诊疗精粹[M].济南:山东大学出版社,2022.

[2] 朱恒涛.新编耳鼻咽喉疾病临床诊治要点[M].北京:科学技术文献出版社,2020.

[3] 宋济昌,钱雯.眼耳鼻咽喉CT诊断图谱[M].上海:上海科学技术文献出版社,2019.

[4] 刘红刚.临床病理诊断与鉴别诊断眼耳鼻咽喉疾病[M].北京:人民卫生出版社,2021.

[5] 栾强.精编耳鼻咽喉疾病临床诊疗[M].上海:上海交通大学出版社,2018.

[6] 何文清,余青松.眼耳鼻咽喉口腔科学[M].武汉:华中科技大学出版社,2019.

[7] 郑亿庆.耳鼻咽喉疾病概要[M].北京:人民卫生出版社,2019.

[8] 吴革平.耳鼻咽喉与眼科疾病临床诊疗技术[M].济南:山东大学出版社,2021.

[9] 廖建春,夏寅,戴培东.耳鼻咽喉头颈外科临床解剖学[M].济南:山东科学技术出版社,2020.

[10] 党晓辉.新编耳鼻咽喉与眼科诊疗学[M].天津:天津科学技术出版社,2019.

[11] 刘蓬.实用中医耳鼻喉科学[M].北京:中国中医药出版社,2020.

[12] 郭丹,蒋伟蓉.眼耳鼻咽喉口腔科学[M].上海:上海交通大学出版社,2019.

[13] 王宇,石德晶,王玉婷.五官科疾病诊疗精要[M].北京:中国纺织出版社,2021.

[14] 李德生.实用眼耳鼻喉头颈外科学疾病诊断与治疗[M].天津:天津科学技术出版社,2020.

[15] 蒋兰.精编耳鼻咽喉病临床诊治[M].上海:上海交通大学出版社,2019.

[16] 侯彬.常见耳鼻喉科疾病诊疗方法[M].开封:河南大学出版社,2021.

[17] 宋镇.实用耳鼻喉疾病治疗学[M].沈阳:沈阳出版社,2020.

[18] 胡超苏,卢泰祥.鼻咽癌[M].上海:上海交通大学出版社,2020.

[19] 郭玉秀.耳鼻咽喉疾病临床诊治与护理[M].北京:科学技术文献出版社,2019.

[20] 韩秀丽.耳鼻咽喉病症中医特色外治疗法[M].北京:中国纺织出版社,2021.

[21] 马芙蓉,刘博.耳鼻咽喉头颈外科分册[M].北京:人民卫生出版社,2020.

[22] 佟勇.临床耳鼻咽喉科学新进展[M].汕头:汕头大学出版社,2020.

[23] 李岩,郑岩.耳鼻喉科疾病诊疗与康复[M].北京:科学出版社,2021.

[24] 吴国会.新编耳鼻咽喉疾病临床诊疗[M].上海:上海交通大学出版社,2018.

[25] 朱春垒.实用耳鼻咽喉疾病临床诊断与治疗[M].天津:天津科学技术出版社,2019.

[26] 薛朝华.临床五官疾病综合救护精要[M].南昌:江西科学技术出版社,2020.

[27] 朱德凤.精编耳鼻咽喉病临床诊治[M].天津:天津科学技术出版社,2018.

[28] 钱迪.现代耳鼻喉科疾病诊治学[M].开封:河南大学出版社,2021.

[29] 林金成,胡永成,孙月华.现代耳鼻咽喉临床检查和诊疗技术[M].北京:科学技术文献出版社,2018.

[30] 张霞.五官科疾病临床检查与诊疗[M].天津:天津科学技术出版社,2020.

[31] 赵江涛.实用耳鼻咽喉疾病学[M].上海:上海交通大学出版社,2018.

[32] 周凌.耳鼻咽喉疾病辨治思路与方法[M].北京:科学出版社,2018.

[33] 季民.实用耳鼻咽喉与眼科综合诊治策略[M].天津:天津科学技术出版社,2018.

[34] 王铖.耳鼻咽喉疾病临床治疗精粹[M].哈尔滨:黑龙江科学技术出版社,2018.

[35] 慈文学.耳鼻喉常见疾病诊疗[M].武汉:湖北科学技术出版社,2018.

[36] 朱记超,张方璟,胡卫东,等.耳硬化症的高分辨率CT表现与病理基础[J].医学影像学杂志,2018,28(12):1987-1990.

[37] 刘宁华,张天宇.耳郭外伤急诊处理的临床研究进展[J].中国眼耳鼻喉科杂志,2020,20(5):349-351.

[38] 张燕梅,陈喆,宗亚静,等.不同言语识别能力的老年性聋耳蜗电图特征分析[J].中华耳科学杂志,2021,19(3):447-451.

[39] 曹峰,徐明安,周汝环,等.鼻内镜下电凝治疗老年人鼻出血的临床分析[J].中国中西医结合耳鼻咽喉科杂志,2021,29(2):109-111.

[40] 赵宁,王亚莉,祁顺来.慢性鼻-鼻窦炎伴鼻息肉患者鼻内镜术后炎症细胞及因子表达与术后复发的关系[J].中国医刊,2021,56(2):173-177.